上海市重点图书

中医住院医师规范化培训指导丛书

总主编　严世芸

中医眼耳鼻咽喉科
应知应会手册

主　编　吴丹巍　郭　裕　黄　平

上海浦江教育出版社

（原上海中医药大学出版社）

图书在版编目(CIP)数据

中医眼耳鼻咽喉科应知应会手册 / 吴丹巍,郭裕,黄平主编. —上海:上海浦江教育出版社有限公司,2014.10

(中医住院医师规范化培训指导丛书 / 严世芸主编)

ISBN 978-7-81121-374-4

Ⅰ.①中… Ⅱ.①吴… ②郭… ③黄… Ⅲ.①中医五官科学-手册 Ⅳ.①R276-62

中国版本图书馆 CIP 数据核字(2014)第 22830 号

上海浦江教育出版社(原上海中医药大学出版社)出版

社址:上海海港大道 1550 号上海海事大学校内　邮政编码:201306
分社:上海蔡伦路 1200 号上海中医药大学校内　邮政编码:201203
电话:(021)38284912(发行)　38284923(总编室)　38284910(传真)
E-mail: cbs@shmtu.edu.cn　URL: http://www.pujiangpress.cn
上海市印刷十厂有限公司印装　上海浦江教育出版社发行
幅面尺寸:113 mm×164 mm　印张:12.375　字数:200 千字
2014 年 10 月第 1 版　2014 年 10 月第 1 次印刷
责任编辑:黄　健　封面设计:赵宏义
定价:29.00 元

《中医住院医师规范化培训指导丛书》编委会

总 主 编　严世芸
副总主编　张怀琼　施建蓉　胡鸿毅
　　　　　黄　平　唐靖一
编　　委（按姓氏笔画为序）
　　　　　石晓兰　刘　华　刘　胜
　　　　　苏　励　吴丹巍　余小萍
　　　　　张兴儒　宗　蕾　郝微微
　　　　　胡国华　施晓芬　郭　裕
　　　　　虞坚尔　詹红生

《中医眼耳鼻咽喉科应知应会手册》编委会

主　编　吴丹巍　郭　裕　黄　平
主　审　房　敏

中医眼科

主　编　吴丹巍
副主编（按姓氏笔画排列）
　　　　朱　莺　张殷建　缪晚虹
编　委（按姓氏笔画排列）
　　　　任建萍　宋毓英　金茹娜
　　　　俞　莹　程　曦　潘雅婕

中医耳鼻咽喉科

主　编　郭　裕　黄　平
副主编　张治军　王丽华
编　委　刘福官　李　明　臧朝平
　　　　郑荣华　张珺珺

序

　　住院医师规范化培训是医学生成长为合格临床医师的必由之路,对于保证临床医师专业水准和医疗服务质量具有不可替代性。2010年上海市把建立住院医师规范化培训制度作为落实国家医改方案的基础性工作之一加以重点推进,按照"社会人"模式,在全市公共平台上,建立统一培训标准、统一要求、统一考核的住院医师规范化培训体系。中医住院医师规范化培训是整个住院医师规范化培训的重要组织部分,目前开展培训的学科有:中医内科、中医外科、中医妇科、中医儿科、中医针灸推拿康复科、中医骨伤科、中医眼耳鼻咽喉科、中医全科。上海中医药学会、上海中医药大学及其5所附属医院积极主动地完善机制,探索方法与路径,有序地推进中医住院医师规范化培训工作。

　　在上海地方本科院校"十二五"内涵建设"085"项目——公共服务平台建设的支撑下,根据《上海市中医住院医师规范化培训细则》,结合三年多的中医住院医师规范化培训的经验,上海中医药大学组织参与培训工作的各学科一线专家和医院管理专家编写了

《中医住院医师规范化培训指导丛书》。丛书对"培训细则"中的培训内容与要求进行细化,并紧扣临床实际以各科的"应知应会"为切入点,突出中医临床实践,强调中医基础知识及临床能力的综合运用。主要内容包括各科的基本概念、常用操作技能和临证处理规范,以及各科常见病症的诊治方法;并附各科常见问题及参考答案、常用方剂汇总。同时,为了提高中医住院医师综合应对能力,丛书还集成了住院医师阶段所需掌握的医政制度、法律法规、医患沟通常用技巧等。相信丛书的出版对于中医住院医师的规范化培训能起到应有的指导作用;同时,也可为后续开展的专科医师培训打下良好的基础。

然,书不尽言,加之中医住院医师的规范化培训国内外均无先例,编写相关指导书籍也是一项创新性的工作,可以说"前无古人"。故对于书中或许存在的某些不足乃至错误,还请专家与读者不吝指教,以便重印时改正。

严世芸
2014.7

前　言

《中医眼耳鼻咽喉科应知应会手册》是为配合上海中医药大学"085"项目——中医住院医师规范化培训的要求而编写的临床专业用书。

本书内容按照中医住院医师规范化培训《中医眼耳鼻咽喉科学培训细则》的要求而编定,内容精练、重点突出,基本涵盖了现代中医眼耳鼻咽喉科住院医师需要掌握的基础知识、基本诊治及操作技能,并明确区分"通科轮转"和"专科轮转"培训的不同内容与要求(书中标有"*"者为专科轮转医师需要增加掌握的内容)。对中医眼耳鼻咽喉科专科住院医师要求其通过培训,能独立承担本科普通门诊和病房床位管理,独立完成门诊小手术操作等。全书分《中医眼科》和《中医耳鼻咽喉科》两部分,每一部分又各分三篇,上篇包括常用名词术语、临证处理规范、专科体检与操作、专科实验室检查与辅助检查;下篇介绍常见病证的诊疗(含预防与调护)规范;附篇包括常见问题及解答、方剂汇总、主要参考书目等。

本手册由上海中医药大学附属市中医医院、岳阳中西医结合医院、曙光医院、龙华医院的多名专家共同确定编撰大纲,分头撰稿,经编委会集体修改后,由主编定稿。在编写过程中,还得到了上海中医药大学医院管理处、《中医住院医师规范化培训丛书》编委会诸多专家的指导与帮助。但由于中医住院医师规范化培训在国内外尚无先例,如何制定中医眼耳鼻咽喉科住院医师规范化培训的"应知应会"尚在探索之中,加之编书时间紧迫等诸多因素,本书肯定还存在不少欠缺,恳请各位同仁与读者不吝指教,以便重印时改正。

吴丹巍 郭 裕 黄 平
2014年5月

目 录

中医眼科

上 篇

常用名词术语解释 ·················· 2
常见症状、体征辨析要点* ·········· 6
  一、辨常见症状 ···················· 6
  二、辨常见体征 ···················· 8
常见疾病辨证 ························ 13
  一、内外障辨证 ···················· 13
  二、五轮辨证 ······················ 14
  三、内眼病辨证* ·················· 17
常规检查 ···························· 21
  一、眼部形态学检查 ················ 21
  二、眼部触诊 ······················ 23
  三、视力检查 ······················ 23

---

* 为专科轮转学员需要增加掌握内容。

四、裂隙灯活体显微镜检查 …………………… 23
五、检眼镜眼底检查 …………………………… 24
六、视野检查* …………………………………… 24
七、色觉检查 …………………………………… 27
八、暗适应检查* ………………………………… 28
九、立体视觉检查* ……………………………… 28
十、对比敏感度检查* …………………………… 29
十一、眼压测定 ………………………………… 29
十二、眼压描计* ………………………………… 31
十三、前房角镜检查* …………………………… 31

特殊检查* …………………………………………… 33
一、视觉电生理检查 …………………………… 33
二、眼底血管造影 ……………………………… 34
三、眼超声检查 ………………………………… 36
四、X线检查 …………………………………… 38
五、电子计算机体层扫描(CT) ………………… 39
六、磁共振成像(MRI) ………………………… 39
七、角膜地形图检查 …………………………… 40
八、光学相干断层扫描仪(OCT) ……………… 40
九、共焦激光眼底断层扫描仪(HRT) ………… 41

常用治法 ……………………………………………… 42
一、内治法 ……………………………………… 42
二、外治法 ……………………………………… 44

常用操作技能 ·············· 48
- 一、视力检查 ·············· 48
- 二、裂隙灯显微镜检查 ·············· 51
- 三、直接检眼镜检查 ·············· 53
- 四、眼压的测量 ·············· 55
- 五、电脑验光 ·············· 57
- 六、点眼药法 ·············· 57
- 七、熏洗法* ·············· 59
- 八、敷法* ·············· 60
- 九、结膜囊冲洗法 ·············· 62
- 十、泪道冲洗法 ·············· 63
- 十一、球结膜下注射法* ·············· 64
- 十二、清创缝合术(眼睑裂伤修复手术)* ·············· 65
- 十三、结膜异物取出术* ·············· 67
- 十四、角膜异物取出术* ·············· 68
- 十五、眼睑结石取出术* ·············· 69
- 十六、睑腺炎切开引流术* ·············· 70
- 十七、睑板腺囊肿摘除术* ·············· 71
- 十八、翼状胬肉切除术* ·············· 72

临证处理规范 ·············· 74
- 一、门诊临证处理规范 ·············· 74
- 二、病房临证处理规范 ·············· 76
- 三、急诊常见问题及其处理 ·············· 78

下 篇

针眼 ·················· 82
胞生痰核 ·················· 85
睑弦赤烂 ·················· 88
眼丹* ·················· 91
上胞下垂* ·················· 95
椒疮* ·················· 97
粟疮* ·················· 101
流泪症 ·················· 104
漏睛 ·················· 107
漏睛疮 ·················· 111
暴风客热 ·················· 116
天行赤眼 ·················· 121
天行赤眼暴翳* ·················· 124
金疳 ·················· 128
火疳 ·················· 130
胬肉攀睛 ·················· 133
聚星障 ·················· 137
凝脂翳 ·················· 140
湿翳* ·················· 144
混睛障* ·················· 146

宿翳*	150
瞳神紧小	152
瞳神干缺*	156
绿风内障	157
青风内障	161
圆翳内障	164
云雾移睛*	168
视瞻有色*	171
视瞻昏渺*	174
高风内障*	179
暴盲*	182
青盲*	194
异物入目	198
撞击伤目*	199
真睛破损*	201
酸碱入目*	204
爆炸伤目*	206
辐射线伤目*	207
近视*	209
远视*	212
目偏视*	214

附 篇

常见问题及参考答案 ………………………… 220
常用方剂汇总 ………………………………… 247
参考书目 ……………………………………… 260

中医耳鼻咽喉科

上 篇

常用名词术语 ………………………………… 262
临证处理规范* ………………………………… 265
 一、病历书写规范 ……………………………… 265
 二、手术处理规范* …………………………… 274
 三、耳鼻咽喉科用药要点 ……………………… 276
专科检查与症状鉴别 ………………………… 277
 一、专科检查 …………………………………… 277
 二、常见症状的鉴别要点 ……………………… 279
专科操作与治疗方法 ………………………… 293
 一、专科常用操作方法* ……………………… 293
 二、专科常用治疗方法 ………………………… 295
专科实验室检查及辅助检查 ………………… 305

下 篇

耳郭痰包(耳郭假性囊肿) ········· 308
旋耳疮(外耳湿疹) ············ 309
耳疖(外耳道炎) ············· 311
外耳道疖(耳疖)* ············· 313
耳闭、耳胀(分泌性中耳炎)*······· 314
脓耳(急性中耳炎) ············ 316
脓耳(慢性中耳炎) ············ 318
耳鸣耳聋(感音神经性耳聋)* ······· 320
耳眩晕(梅尼埃病)* ··········· 322
耳面瘫(周围性面瘫)* ·········· 324
伤风鼻塞(急性鼻炎) ··········· 326
鼻窒(慢性鼻炎) ············· 327
鼻槁(萎缩性鼻炎) ············ 329
鼻鼽(过敏性鼻炎) ············ 331
急鼻渊(急性鼻窦炎) ··········· 333
慢鼻渊(慢性鼻窦炎) ··········· 335
鼻疔(鼻疖) ··············· 336
鼻疳(鼻前庭湿疹)* ··········· 338
鼻衄(鼻出血)* ············· 340
急喉痹(急性咽炎) ············ 341

慢喉痹(慢性咽炎) ·················· 343
急乳蛾(急性扁桃体炎) ·············· 345
慢乳蛾(慢性扁桃体炎) ·············· 347
梅核气(咽部神经官能症) ············· 348
急喉瘖(急性喉炎) ·················· 350
慢喉瘖(慢性喉炎) ·················· 352
喉痈(咽部脓肿) ···················· 353
急喉风(急性喉梗阻) ················ 355

附　篇

常见问题及参考答案 ················ 360
常用方剂汇总 ······················ 369
主要参考书目 ······················ 379

中医眼科

常用名词术语解释

1. 胞睑: 相当于眼睑。位于眼珠前方,分上胞和下胞,司眼之开合,具有保护眼珠的作用。

2. 两眦: 分为内眦和外眦。上下眼睑内侧交接处称内眦,上下眼睑外侧交接处称为外眦。

3. 白睛: 相当于球结膜和巩膜。为目珠之外层,其表层透明而脆嫩,称白睛外膜,里层色白而坚韧,有保护眼珠内部组织的作用。

4. 黑睛: 相当于角膜。位于目珠前端中央,周边与白睛相连,共同形成目珠外层结构,具有护卫瞳神的作用,也是保证神光发越的组织之一。

5. 瞳神: 含义有二,狭义仅指黄仁中央能展缩的圆孔,相当于瞳孔;广义泛指瞳神及瞳神内各部组织,包括黄仁、神水、晶珠、神膏、视衣、目系等。有发越神光,明视万物的作用。

6. 黄仁: 相当于虹膜。位于黑睛之后,晶珠之前,中有圆孔,乃为瞳神,阳看则小,阴看则大,展缩自如,视瞻光明。

7. 神水: 为眼珠内之清澈津液,具有濡养眼内组织及维持眼内压力的作用。狭义指房水,广义指房水和泪液。

8. 晶珠： 相当于晶状体。为双凸面弹性透明体，位于黄仁之后，神膏之前，正对瞳神圆孔，具有透视屈光作用。

9. 神膏： 相当于玻璃体，为目内包涵之膏液，透明黏稠，支撑视衣，涵养瞳神，是神光发越之重要通道。

10. 视衣： 相当于视网膜。古代医家限于历史条件，不能直视眼内结构，故早期医著中并无视衣一名，只在近代中医眼科著作中才应用此名。视信息在视网膜内形成视觉神经冲动。

11. 黄斑： 视网膜后极部，离视盘颞侧约 3 mm 处，有一无血管凹陷区，解剖上称为中心凹，临床上称为黄斑。该区富含叶黄素，是视网膜上视觉最敏锐的部位。

12. 视盘： 距黄斑鼻侧约 3 mm，边界清楚，略呈纵椭圆形的橙红色盘状结构，是视神经穿出眼球的部位。因仅有神经纤维而无视网膜的其他各层，在视野中形成一盲点，称生理盲点。

13. 角膜后壁沉着物(KP) *：炎症时房水中进入大量的纤维素和炎症细胞逐渐下沉于角膜内皮层，排列成基底向下呈三角形的角膜后沉着物。

注："*"为专科轮转医师需要增加掌握的内容。后同。

14. 房水闪辉＊：炎症致血—房水屏障功能破坏,渗出物及炎症细胞至房水中使得房水混浊不清,裂隙灯下房水表现为光线增强,如阳光通过灰尘空气之状,称为 Tyndall 现象(丁道征)。

15. 五轮：传统中医眼科将眼局部分为五部分,即胞睑、两眦、白睛、黑睛和瞳神,分别命名为肉轮、血轮、气轮、风轮与水轮,并分属于五脏,借以说明眼解剖、生理、病理及其相互关系,以指导临证辨证治疗。

16. 新翳＊：指黑睛混浊,表面粗糙,境界模糊,有发展趋势,多伴有不同程度的目赤疼痛,羞明流泪,相当于角膜炎症性病变。

17. 宿翳＊：指黑睛混浊,表面光滑,境界清楚,无发展趋势,无目赤疼痛,羞明流泪等症状,相当于角膜瘢痕。

18. 膜＊：自白睛或黑白交界之际起障一片,或白或赤,渐渐向黑睛中央蔓延者,称之为膜。

19. 眼压：是眼内容对眼球壁所施加的均衡压力,正常眼压范围为 10～21 mmHg,以维持眼球的正常形态。

20. 视野：视野是指眼向前方固视时所见的全部空间范围。相对于视力的中心视锐度而言,它反映了周边视力。

21. 白睛红赤：位于白睛浅层,起于周边,颜色鲜红,呈树枝状,推至可动。相当于结膜充血。主要见于暴风客热、天行赤眼、金疳等白睛浅层病变。

22. 抱轮红赤：位于白睛深层,环绕黑睛周围发红,颜色紫暗,呈毛刷状,推之不动。相当于睫状充血。主要见于聚星障、花翳白陷、混睛障、瞳神紧小等病变。白睛红赤与抱轮红赤同时存在,称为白睛混赤。

常见症状、体征辨析要点*

一、辨常见症状

(一) 辨目痛

1. 辨阴阳

阳证:外障引起的目痛多为沙涩疼痛、灼热刺痛。

阴证:内障引起的目痛多为酸胀疼痛、牵拽痛、眼珠深部疼痛。

2. 辨病因

目赤涩痛,眵多黏结——外感风热。

胞睑赤痛肿硬,大便燥结——阳明实火。

白睛微红微痛,干涩不舒——津亏血虚。

目珠胀痛如突——气血郁闭。

目珠隐隐胀痛——阴精不足,阳亢于上。

眼珠深部疼痛——肝郁气滞,或肝火上炎。

3. 辨经络

痛连颞颥——少阳经受邪。

痛连巅顶后项——太阳经受邪。

痛连前额鼻齿——阳明经受邪。

4. 辨虚实

实证：暴痛、持续疼痛、肿痛、赤痛难忍、痛而燥闷、痛而拒按。

虚证：久痛、时发时止、不肿而痛、隐隐作痛、痛而恶寒、痛而喜按。

（二）辨目痒

目赤而痒，迎风尤甚——外感风热。

睑弦赤烂，眵泪胶黏，瘙痒不已，或睑内颗粒肥大，痒如虫行——湿热兼风。

痛痒兼作，红赤肿甚——邪毒炽盛。

痒涩不舒，时作时止——血虚生风。

目病将愈而痒——邪退火熄，气血渐复。

（三）辨目涩

目沙涩疼痛，畏光流泪——外感风热，或肺热壅盛，或肝胆火炽，或为异物入目所致。

目干涩不舒——肺阴不足，津液耗损或肝肾阴虚，精亏血少所致。

（四）辨羞明

羞明伴目赤肿痛——外感风热，或肝胆火炽。

羞明伴干涩不舒，红赤不显——津亏血少，阴虚火炎。

羞明伴眼睑欲闭，乏力倦怠——脾气不足，或阳虚气陷。

（五）辨视觉异常

视近尚清,视远模糊——阳气不足,或久视伤睛。

视远尚清,视近模糊——阴精亏损。

外眼端好,视物昏蒙——血少神劳,肝肾虚损。

视力骤降,甚至盲无所见——肾阳不足,肝肾亏虚。

晶珠混浊,视力缓降——年老肾亏,精气不足。

蚊蝇飞舞,黑影飘浮——湿浊上泛,虚火灼络,肝肾精亏。

视瞻有色,视直为曲,视大为小,视物变形——脾湿上泛,肝郁血虚,肝肾不足。

瞳神散大,白睛混赤,视力剧降——风火攻目,肝郁气逆,痰火上壅。

瞳神紧小,抱轮红赤,视物模糊——肝胆火炽,风湿夹热,阴虚火旺。

视一为二,目珠偏斜——风痰阻络,目络瘀滞。

视物不清,翳膜遮睛,目赤涩痛——肝经风热或肝胆热毒。

二、辨常见体征

（一）辨目赤

1. 白睛红赤：位于白睛浅层,起于周边,颜色鲜红,呈树脂状,推之可动。点0.1%肾上腺素后,红赤消失,相当于西医学之结膜充血。主要见于暴风客热、天行赤眼、金疳等白睛浅层病变。

2. 抱轮红赤：位于白睛深层,环绕黑睛周围发红,颜色紫暗,呈毛刷状,推之不动,点用0.1%肾上腺素后,红赤不消退,相当于西医学之睫状体充血。主要见于聚星障、花翳白陷、混睛障、瞳神紧小等病变。

3. 白睛混赤：白睛红赤与抱轮红赤同时存在,相当于西医学之混合充血。主要见于凝脂翳、绿风内障、瞳神紧小等病变。

（二）辨目肿

1. 胞睑肿

红肿如桃,灼热疼痛——脾胃积热,热毒壅盛。

肿胀骤起,微红而痒——外感风邪。

虚肿如球,不红不痛,皮色光亮——脾肾阳虚,水气上泛。

红肿湿烂——湿热熏蒸。

肿胀青紫——气滞血瘀。

2. 两眦肿 内眦突发红肿高起,疼痛拒按——风热上攻,心火炽盛。

3. 白睛肿

红赤肿胀——风热犯肺,肺热壅盛。

赤紫肿胀——肺经虚热,热与血结。

肿胀不红,状如鱼泡——肺失宣降,气机壅滞。

4. 黑睛肿　水肿，雾状混浊——肝胆火炽，风火攻目，或为肝郁气逆，痰火上壅，阳亢风动。

（三）辨目眵（眵即眼分泌物）

眵多硬结——肺经实热。

眵稀不结——肺经虚热。

眵多黄稠——热毒炽盛。

目眵胶黏或呈黏丝状——湿热内蕴。

（四）辨目泪

热泪如汤——外感风热或肝火炽盛，热毒上攻。

迎风流泪——肝血不足，风邪外引。

冷泪长流——气血不足，肝肾亏虚，或泪道狭窄阻塞。

（五）辨翳膜

1. 翳：有狭义与广义之分。狭义的翳专指黑睛混浊，广义的翳包括黑睛与晶珠的混浊。

（1）新翳：指黑睛混浊，表面粗糙，境界模糊，有发展趋势，多伴有不同程度的目赤疼痛，羞明流泪等症，相当于角膜浸润。如聚星障、花翳白陷、凝脂翳、混睛障等，均属"新翳"范畴。

（2）宿翳：指黑睛混浊，表面光滑，境界清楚，无发展趋势，无目赤疼痛，羞明流泪等症，相当于现代医学之角膜瘢痕。宿翳分为四类：冰瑕翳是指翳菲薄，如冰上之瑕，须在集光灯下方能查见者，相当于现代医学之角膜云翳;云翳是指翳稍厚,如蝉翅,似浮云,自然光线下可见者,相当于现代医学之角膜斑翳;厚翳是指翳厚色白如瓷,一望可知者,相当于现代医学之角膜白斑;斑脂翳是指翳与黄仁粘着,瞳神变形不圆者,相当于现代医学之粘连性角膜白斑。

2. 膜:自白睛或黑白交界之际起障一片,或白或赤,渐渐向黑睛中央蔓延者,称之为膜。如赤膜下垂、胬肉攀睛等,即属于"膜"的范畴。若膜上赤丝密集者,称为赤膜;赤丝稀疏,红赤不显者,称为白膜。

(六)辨目偏斜

双眼自幼偏斜,视力低下——先天禀赋不足,或屈光不正所致。

眼珠突然偏斜,转动受限,视一为二——风痰阻络,目络瘀滞引起。

(七)辨目突与珠陷

1. 目突

眼珠胀痛突起,转动受限,白睛红赤肿胀——风热火毒上攻于目。

双侧眼珠突起,如鹳鸟凝滞——肝郁气滞,目络滞涩,或素体阴虚,肝阳上亢所致。

眼珠骤然突出眶外,与头位改变有关——多因眶内血络受损,血溢络外。

单眼渐进性突出——常为眶内肿瘤所致。

2. 珠陷

眼珠向后缩陷——肾精亏虚或津液耗损,或眶内瘀血机化所致。

眼珠萎缩塌陷——眼珠破损,眼内容物外溢,或因瞳神紧小失治误治而成。

(八) 辨目瞤(眼珠瞤动即眼球震颤)

自幼眼珠震颤——先天禀赋不足,眼珠发育不良。

突发性眼珠震颤——风邪外袭或肝风内动。

常见疾病辨证

中医眼科辨证方法内容丰富,除各科通用的八纲辨证、病因辨证、脏腑辨证、六经辨证、气血津液辨证等基本方法外,还有眼科的特殊辨证方法,如内外障辨证、五轮辨证及内眼病辨证。

一、内外障辨证

眼科病证虽多,但根据发病部位划分,可分为外障与内障两大类,这是眼科常用的一种眼病分类方法。

(一)外障

1. 病位: 指发生在胞睑、两眦、白睛、黑睛的眼病。相当于外眼病。

2. 病因: 多因六淫外袭或外伤所致,亦可由疠气攻目,或由痰湿内蕴、脏腑积热、脾虚气弱、阴虚火旺等引起。

3. 病变特点: 外症突出,征象明显,如目涩痒痛、畏光流泪、胞睑难睁、红赤肿胀、白睛红赤、胬肉攀睛、黑睛生翳、上胞下垂等。

(二)内障

1. 病位: 指发生在瞳神、晶珠、神膏、视衣、目系等眼内组织的病变。内障分狭义与广义之分,狭义内障专指晶珠混浊,相当于白内障;广义内障则包括发生于瞳神及其后一切眼内组织的病变,相当于内眼病。

2. 病因：多因七情过激、脏腑亏损、气血不足、阴虚火旺、气滞血瘀所致;亦可由外邪入里、眼珠外伤等引起。

3. 病变特点：多为外眼正常,视觉异常,如暴盲、青盲、视瞻昏渺、视瞻易色、高风雀目等;亦可见瞳神有形色改变者,如绿风内障、瞳神紧小、瞳神干缺、圆翳内障等。

二、五轮辨证

五轮辨证是运用五轮学说,通过观察眼部各轮的症状与体征,来推断相应脏腑内在病变的方法,实际上是一种从眼局部进行脏腑辨证方法。五轮辨证主要用于确定病位,临床诊疗还需与八纲辨证、病因辨证、脏腑辨证等辨证方法相结合,方能正确进行诊治。

（一）肉轮

肉轮即胞睑,其病变常与脾和胃有关。

1. 实证

胞睑红肿灼痛——脾胃积热。

睑弦赤烂而痒——湿热兼风。

胞睑皮下硬结,不红不痛——痰湿结聚。

睑内颗粒累累,色红而坚——血热壅滞。

睑内颗粒大小不一,排列不整,状如铺路之卵石,奇痒难忍——风湿热之邪互结。

胞睑青紫肿胀,有外伤史——目络受损,瘀血停滞。

2. 虚证

上胞下垂,无力抬举——脾虚气陷,或风邪中络。

胞睑肿胀,不红不痛,按之虚软——脾肾阳虚,水湿上泛。

胞轮振跳——血虚生风,或心脾两虚。

胞睑频眨,不由自主——脾虚肝旺,燥热伤津,阴虚血少。

睑内色泽较淡——脾虚血少。

(二) 血轮

血轮即两眦,其病变常与心和小肠有关。

1. 实证

两眦红赤糜烂——心火上炎。

内眦红肿疼痛,触之有硬结——心经热毒。

内眦按压泪窍溢脓——心脾积热。

眦部赤脉粗大鲜红——心经实火。

胬肉头尖体厚,红赤显著,发展迅速——心肺风热,心火炽盛。

2. 虚证:两眦赤脉细小淡红,干涩不舒,或胬肉淡红菲薄,发展缓慢——心经虚火,阴血不足。

(三) 气轮

气轮即白睛,其病变常与肺和大肠有关。

1. 实证

白睛红赤,颜色鲜红——外感风热,或肺经实热。

白睛暗红,结节隆起——肺经瘀热。

白睛红赤肿胀——肺热亢盛。

白睛水肿——肺气失宣。

2. 虚证

白睛血丝淡红稀疏——肺经虚火。

白睛干涩少津——肺阴不足。

白睛枯涩,失去光泽——阴津不足,津液耗损。

(四) 风轮

风轮即黑睛,其病变常与肝和胆有关。

1. 实证

黑睛星翳初起——外感风邪。

黑睛生翳,状如凝脂——肝胆火炽,热毒炽盛。

黑睛混浊,如镜面呵气之状或深层有赤脉深入——肝胆热毒,湿热蕴蒸,兼有瘀滞。

黑睛浅层赤膜下垂,或血翳包睛——肺肝热盛,血热壅滞。

2. 虚证: 黑睛翳陷,久不平复,或星翳日久不愈,时隐时现——正虚邪留,气阴两虚。

（五）水轮

水轮即瞳神，包括瞳孔及其后一切眼内组织。按五轮学说，瞳神属肾，其病变主要责之于肾。又因肝肾同源，故病变与肝肾均相关。

1. 实证

瞳神散大，头目胀痛难忍——风火攻目，肝郁气逆，痰火上壅。

瞳神紧小，眼珠坠痛拒按——肝经风热，肝胆火炽，风湿夹热。

2. 虚证

瞳神干缺，视物昏蒙——肝肾阴虚，虚火上炎。

晶珠混浊，瞳神变白——肝肾亏虚，精血不足。

三、内眼病辨证[*]

内眼组织包括晶状体、玻璃体、视神经、视网膜、黄斑、脉络膜等，属中医学"瞳神"范畴，内眼病即为中医之内障眼病。

（一）辨晶状体病变

晶状体混浊见于老年人——肝肾亏虚，精血不足，或肝热上扰，脾虚气弱。

晶状体混浊并发于其他眼病者——肝胆火炽，或湿热内蕴，邪气上犯。

此外，头眼部外伤及先天禀赋不足也可引起晶状体病变。

(二) 辨玻璃体病变

玻璃体呈尘状、丝状或网状混浊,眼内有炎症性病变或病史者——湿浊上犯或肝胆热毒引起。

玻璃体呈棕黄色点状、条状或团块状混浊,眼内有出血性病变或病史者——热伤目络或气滞血瘀。

玻璃体呈丝状、蜘蛛状或白色雪花样混浊,眼底有退行性病变者——肝肾亏虚或气血虚弱。

(三) 辨视盘病变

1. 视盘充血

色泽鲜红,境界模糊者——肝胆火炽,肝郁化火,邪毒上壅。

色泽暗红,境界不清者——肝郁气滞,脉络瘀阻。

2. 视盘水肿

高起呈蘑菇状——气血瘀滞、血瘀水停,或为痰湿郁遏、气机不利。

颜色淡红者——肾阳不足,命门火衰,水湿蕴积。

3. 视盘色泽改变

视盘色淡或苍白,境界清楚——肝肾亏虚,气血不足,肝郁血虚,目络瘀滞,目系失养。

视盘淡白,境界模糊——余邪未清,目中玄府瘀滞。

视盘颜色蜡黄,边界欠清——肾阳不足,肝肾亏损,目络滞涩。

(四)辨视网膜病变

1. 视网膜出血

早期量多色红者——脏腑热盛、火灼目络,或阴虚阳亢、虚火灼络。

日久色紫暗者——气滞血瘀,脉络瘀阻。

反复出血,新旧夹杂或有机化膜、新生血管者——阴虚火旺、灼伤目络,或脾虚气弱、血失所统、溢于络外,或正虚邪留、痰瘀互结。

头眼部外伤,损伤目络,亦可引起视网膜出血。

2. 视网膜水肿

局限性水肿——肝郁气滞、脾虚有湿、脏腑热盛、阴虚火旺,或因脉络瘀滞、血瘀水停。

弥漫性水肿——脾肾阳虚,水湿上犯。

外伤性视网膜水肿——气滞血瘀。

3. 视网膜渗出

新鲜渗出——肝胆火炽,湿热蕴蒸,阴虚火旺。

陈旧性渗出或机化物形成——痰瘀互结,气滞血瘀,或肝肾不足。

4. 视网膜退行性病变:肝肾亏虚,气血不足,视衣失养。

5. 色素沉着:肾阴亏虚,或命门火衰。

(五)辨视网膜血管病变

视网膜静脉迂曲扩张——肝郁气滞,气血瘀阻,或脏腑热盛,血热夹瘀。

视网膜动脉变细,反光增强,或动静脉交叉处有压迹——肝肾阴虚,阳亢风动。

视网膜血管阻塞——气滞血瘀,或气虚血瘀,或痰热上壅。

视网膜血管细小,视网膜色泽变淡——气血不足,或肝肾亏虚,虚中夹瘀。

(六)辨黄斑病变

1. 黄斑水肿与渗出

水肿——肝郁犯脾,水湿停聚;或脾肾阳虚,水湿上犯。

渗出——痰湿积聚,气滞血瘀,或郁热伤津,热搏血结致瘀。

2. 黄斑出血:劳伤心脾,脾虚失统,气不摄血;或因火热炽盛,灼伤目络,迫血妄行;或因外伤目络,血溢络外。

3. 黄斑色素沉着或变性:肝肾不足,脾肾亏虚;或虚中夹瘀。

4. 黄斑增殖机化物:痰瘀互结,气滞血瘀;或肝肾不足。

常 规 检 查

一、眼部形态学检查

（一）眼附属器检查

1. 眼睑： 有无红肿、瘀血、气肿、瘢痕或肿物，有无内翻或外翻，两侧睑裂是否对称，上睑提起及睑裂闭合是否正常。睫毛是否整齐，方向是否正常，睫毛有无变色、脱落，根部有无充血、鳞屑、脓痂或溃疡等。

2. 泪器： 注意泪点有无外翻或闭塞，泪囊区有无红肿、压痛或瘘管，压挤泪囊时有无分泌物自泪点溢出。

3. 结膜： 将眼睑向上、下翻转，检查睑结膜及穹隆部结膜，注意其颜色以及是否透明光滑，有无充血水肿、乳头肥大、滤泡增生、瘢痕、溃疡、睑球粘连、异物或分泌物。

检查球结膜时，以拇指和示指将上、下眼睑分开，嘱患者向上、下、左、右各方向转动眼球，观察有无充血，特别注意区分睫状充血（其部位在角膜周围）与结膜充血（在球结膜周边部），有无疱疹、出血、异物、色素沉着或增生组织。

4. 眼球位置及运动：注意两眼直视时角膜位置是否位于睑裂中央，高低位置是否相同，有无眼球震颤、斜视，眼球大小有无异常，有无突出或内陷。

嘱患者向左、右、上、下、右上、右下、左上、左下8个方向注视，以了解眼球向各方向转动有无障碍。

5. 眼眶：观察两侧眼眶是否对称，眶缘触诊有无缺损、压痛或肿物。

（二）眼球前段检查

眼球前段的检查可应用手电筒斜照法和裂隙灯显微镜检查，斜照法是眼球前段检查的最简单检查法，用装有聚光灯泡的手电筒作照明，以与检查者视线呈一定角度的方向照向组织，并观察眼前段组织的情况。若需对检查部位放大检查，可在患者眼前放置一个放大镜，进行检查。在眼科临床上最常用的眼球前段检查方法是裂隙灯活体显微镜检查。

1. 角膜：注意角膜大小、弯曲度、透明度及表面是否光滑，有无异物、新生血管及混浊（瘢痕或炎症），角膜后有无沉着物（KP）。必要时尚需进行角膜荧光素染色，角膜曲度检查和角膜知觉检查。

2. 巩膜：注意巩膜有无黄染、充血、结节及压痛。

3. 前房：注意前房深浅，房水有无混浊、积血、积脓或异物等。

4. 虹膜：注意观察颜色、纹理、新生血管、色素脱落、萎缩、结节、粘连、根部离断、缺损和震颤等。

5. 瞳孔：注意观察两侧瞳孔是否等大，及其形状、位置与边缘情况。正常成人瞳孔在弥散自然光线下直径约为 2.5～4 mm，幼儿及老年人稍小。

6. 晶状体：注意观察晶状体有无混浊、脱位。

二、眼部触诊

触按眼睑有无肿块、硬结及压痛，肿块软硬程度及是否与皮肤粘连；用食指触摸眼球的软硬可估计眼压情况，触之坚硬如石，则表示眼压高，触之软如皮棉，则表示眼压低。若眼眶外伤，触摸眶骨可查有无骨折；眼球突出，触摸可查眶压是否增高，眶内有无肿块。压挤泪囊时是否有分泌物流出。

三、视力检查

视力即视敏度，主要反映黄斑的视功能，分远视力与近视力。检查方法详见"常用临床操作技能——视力检查"。

四、裂隙灯活体显微镜检查

1. 裂隙灯活体显微镜及其用途：它由两个系统组成，即提供照明用的光源投射系统以及供观察使用的放大系统。用它可在强光下放大 10～16 倍检查眼部病变,不仅能使表浅的病变看得十分清楚,而且可以调节焦点和光源宽窄,形成光学切面,查明深部组织病变及前后位置。附加前置镜、接触镜、前房角镜、三面镜,还可以检查前房、玻璃体和眼底。再配备前房深度计、压平眼压计、照相机等,其用途更为广泛。

2. 操作方法:详见"常用临床操作技能——裂隙灯显微镜检查"。

五、检眼镜眼底检查

检眼镜又称为眼底镜,包括直接检眼镜和间接检眼镜,通过检眼镜不仅可以观察眼底视盘、视网膜、视网膜血管和黄斑区,还可查见屈光间质有无混浊。本书重点介绍直接检眼镜,其操作方法详见"常用临床操作技能——直接检眼镜检查"。

六、视野检查*

视野是指眼向前方固视时所见的全部空间范围,相对于视力的中心视锐度而言,它反映了周边视力,是对黄斑中心凹以外视网膜的功能检查。视野检查对多种内眼病及神经系统疾病的诊断有重要参考价值。

(一)视野检查的种类

1. 动态视野检查:即传统的视野检查法,用不同大小的视标,从周边不同方位向中心移动,记录下患者刚能感受到视标出现的点,这些光敏度相同的点构成了某一视标检测的等视线,由几种不同视标检测的等视线绘成了类似等高线描绘的"视野岛"。动态视野的优点是检查速度快,适用于周边视野的检查。缺点是对小的、旁中心相对暗点发现率低。

2. 静态视野检查:在视屏的各个设定点上,由弱至强增加视标亮度,患者刚能感受到亮度即为该点的视网膜光敏感度或光阈值。电脑控制的自动视野计,使定量静态视野检查快捷、规范。

(二) 常用的视野检查方法

1. 对照法:此法以检查者的正常视野与受试者的视野作比较,以确定受试者的视野是否正常。方法为:检查者与患者面对面而坐,距离约 1 m。检查右眼时,受检者遮盖左眼,右眼注视医生的左眼。而医生遮盖右眼,左眼注视受检者右眼。医生将手指置于自己与患者的中间等距离处,分别从上、下、左、右方位向中央移动,嘱患者发现手指出现时即告之,这样医生就能以自己的正常视野比较患者视野的大致情况。此法的优点是操作简便、不需仪器。缺点是不够精确,且无法记录,不能供以后对比。

2. 平面视野计:是简单的中心 30°动态视野计。其黑色屏布于 1 m 或 2 m 处,中心为注视点,屏两侧水平径线 15°～20°,用黑线各缝一竖圆示生理盲点。检查时用不同大小的试标绘出各自的等视线。

3. 弧形视野计: 是简单的动态周边视野计。其底板为 180°弧形板,半径为 33 cm,其移动试标的钮与记录的笔是同步进行,操作简便。

4. Goldmann 视野计: 为半球形视屏投光式视野计,半球屏的半径为 33 cm,背景光为 31.5 asb,试标的大小及亮度都以对数梯度变化。试标面积是以 0.6 对数单位(4 倍)变换,共 6 种。试标亮度以 0.1 对数单位(1.25 倍)变换,共 20 个光阶。此视野计为以后各式视野计的发展提供了刺激光的标准。

5. 自动视野计: 为电脑控制的静态定量视野计,自动按照程序在视野的各个位点显示由弱到强的光刺激,并根据被检者的应答(以按钮的方式表示看见或看不见),在检查完毕后打印报告,以图形、记号及数字记录被检者的视野中各个位点的光阈值及其与同年龄组正常眼的差别,从而给出视野的总丢失量和局限性缺损的范围与深度情况。自动视野计还有针对青光眼、黄斑病变、神经系统疾病的特殊检查程序,能自动监控被检者固视情况,能对多次随诊的视野进行统计学分析,提示视野缺损是改善还是恶化。新型自动视野计也可进行动态视野检查。

正常人动态视野的平均值为:上方 56°、下方 74°、鼻侧 65°、颞侧 90°。生理盲点的中心在注视点颞侧 15.5°、水平中线下 1.5°,其垂直径为 7.5°、横径为 5.5°。

七、色觉检查

视网膜锥体细胞辨别颜色的能力称色觉。色觉异常病因可分为先天性与后天性。先天性色觉异常与遗传有关,后天性色觉异常与某些眼病、颅脑病变、全身疾病及中毒有关。色觉障碍包括色盲和色弱,对颜色完全丧失辨别能力的称色盲;对颜色辨别能力减弱的称色弱。检查色觉最常见的方法有假同色图、排列试验和色觉镜检查。

1. 假同色图: 又称色盲本。在同一彩图中既有相同亮度不同颜色的斑点组成的图形与数字,也有相同颜色不同亮度的斑点组成的图形与数字。正常人容易辨认,而色觉异常者不易辨认而做出错误的回答。检查应在自然光线下进行,色盲本与被检眼距离 50 cm,每个版面辨认时间不超过 5 s,时间延长者为色弱。

2. 排列试验: 在固定照明条件下,嘱患者将许多形状与大小一致但不同颜色的有色物体依次排列,依次将颜色最接近的物体排列在其后,根据其排列顺序是否正常判断色觉障碍程度与类型。通常应用 FM-100 色彩试验或 DY5 色盘试验。

3. 色觉镜：利用红光与绿光适当混合形成黄光的原理，根据被检者调配红光和绿光的比例来判断是否有色觉障碍及类型与程度。

八、暗适应检查 *

当眼从明亮处进入暗处时，初起对周围物体辨认不清，经过一段时间后逐渐看清暗处物体，这种对光的敏感度逐渐增加，最终达到最佳状态的过程称为暗适应。暗适应检查可用于诊断和观察视网膜色素变性、维生素A缺乏等以色盲为主症的疾病。常用的检查方法有对比法与暗适应计检查。

1. 对比法：被检者与暗适应正常的检查者同时进入暗室，分别记录在暗室内停留多长时间才能辨别周围的物体，以此判断受检者的暗适应功能。

2. 暗适应计：常用的有 Goldmann-Weeker 计、Hartinger 计与计算机相连的暗适应计等。其主要性能是能定量地控制昏暗程度，即视觉环境的昏暗程度，测定并记录下视觉敏感度（并换算出其倒数）以及时间，通过这些参数绘出被检者的暗适应曲线。

九、立体视觉检查 *

立体视觉又称深度觉，或空间视觉，即不仅能认识物体的平面形态,并能感知物体的立体形状及该物体与人眼的距离,或两个物体相对的远近关系。立体视觉一般须以双眼单视为基础。检查立体视觉可利用同视机或立体视觉检查图片,立体视锐度的正常值为60弧秒。

十、对比敏感度检查 *

对比敏感度是用来估计受试者对在不同对比度条件下的大、中、小物体的视觉敏感性,代表患者在一定范围内对视标大小的分辨能力。将所测空间频率范围用对比敏感度作图称为对比敏感度函数,正常人对比敏感度函数呈钟形曲线,大约在 5 cpd(周/度)处敏感性最高,较高空间频率处敏感性快速下降,在低空间频率处下降较慢。

十一、眼压测定

1. 指测法:方法详见"常用临床操作技能——眼压的测量"。

2. 眼压计测量法

(1) 修兹(Schiotz)眼压计:属压陷式眼压计。修兹眼压计主要结构包括眼压计支架与砝码连结在一起的压针以及杠杆和指针,眼压的高低决定于角膜被压陷的深度。通过杠杆和指针,在刻度盘上指示出一定的读数,再从换算表上查得眼压的实际数值。检查前先在试盘上测试,指针应在刻度"0"处,否则应进行矫正。然后用75%乙醇棉球消毒底盘待干。患者取低枕仰卧位,用0.5%地卡因滴眼2～3次表面麻醉,待角膜刺激症状消失,双眼自然睁开时测量。检查者位于患者头顶端,嘱患者注视正上方一指定目标,使角膜保持正中位。检查者用左手拇指和食指分开上下眼睑并固定于上下眶缘,右手持眼压计垂直放在角膜正中央,迅速读出指针的刻度读数。先用5.5 g砝码,当读数小于3时,应更换7.5 g砝码重测一次,如读数仍小于3时,则用10 g砝码测量。记录方法为:砝码重量/刻度读数＝mmHg(kPa)(从换算表中查出)。例如:5.5/5＝17.30 mmHg(2.31 kPa)。测量完毕,结膜囊滴入抗生素眼药水以防感染。

(2) 哥德曼眼压计:属压平式眼压计。附装在裂隙灯显微镜上,其原理为用可变的重量压平一定面积的角膜,根据所需的重量与被检测角膜面积改变之间关系判定眼压。眼球壁硬度和角膜弯曲度对测量结果影响较小,是目前准确性较可靠的眼压计。此外,还有手持式压平眼压计,其优点是不需裂隙灯显微镜,受检者坐卧位均可测量。

(3) 非接触性眼压计:其原理是利用可控的空气脉冲作为压平的力量,使角膜压平到一定的面积,并记录角膜压平到某种程度的时间,再自动换算为眼压值。优点是避免眼压计接触所致的交叉感染及角膜擦伤,同时还无需表面麻醉;其缺点是所得数值可能偏低。操作方法详见"常用临床操作技能——眼压的测量"。

十二、眼压描计*

眼压描计器主要包括电子修兹眼压计及自动记录装置两部分。测量时将眼压计垂直放在角膜正中央,开启自动记录装置,持续测量 4 min,自动记录仪可将眼压下降曲线记录下来。按照检查开始和结束时眼压计指针读数的差,可换算出房水流畅系数(C值)、房水流量(F值)和压畅比(Po/C)。

我国正常人 C 值在 0.19～0.65 之间,如在 0.13 以内则为病理状态。压畅比 Po/C 正常值小于 100,大于 120 为病理状态。

十三、前房角镜检查*

前房角的前壁起于角膜后弹力层的终点 Schwalbe 线,呈白色,继之为小梁网,其外侧为巩膜静脉窦;前壁终点为巩膜突,呈白色;隐窝由睫状体前端即睫状体带构成,呈黑色,后壁为虹膜根部。前房角的各种结构必须利用前房角镜,通过光线的折射

(直接房角镜)或反射(间接房角镜)观察前房的各种结构。

判断前房角的宽窄和开闭对青光眼的诊断、分类、治疗及预防具有重要意义。

特殊检查*

一、视觉电生理检查

视觉电生理检查是通过视觉系统的生物电活动检测视功能,包括眼电图(electroculogram,EOG)、视网膜电流图(electroretinogram,ERG)及视觉诱发电位(visual evoked potential,VEP)。

1. 眼电图(EOG):眼球内外存在着电位差,在不加额外光刺激时,也有静息电位。眼电图就是使眼球依一定的角度转动,导致静息电位发生变化,在明适应和暗适应下记录静息电位的变化,测定变化中的峰值与谷值进行对比。由于光感受器细胞与视网膜色素上皮的接触及离子交换是产生 EOG 的前提,故 EOG 异常可以反映视网膜色素上皮病变,光感受器细胞疾病,中毒性视网膜疾病及脉络膜疾病。

2. 视网膜电流图(ERG):利用光线刺激引起视网膜的电活动,成为动作电位。ERG 就是在给予一定的光刺激时,利用角膜接触镜或金箔电极收集视网膜的电反应,分析电位的振幅与时程。ERG 又分为闪光视网膜电图(F-ERG)、图形视网膜电图(P-ERG)和多焦视网膜电图(mERG)。

闪光视网膜电图以闪光作为刺激,主要反映视神经节以前的视网膜细胞的状态;图形视网膜电图以图形为刺激,主要反映视网膜神经节细胞层的状态。二者结合可反映视网膜各层细胞的功能状态。

多焦视网膜电图是应用计算机系列控制随离心度增加而增加的六变形陈列刺激图形,可以得到视网膜视锥细胞反应密度分布图,对于发现黄斑区局灶性病变具有灵敏和直观的优点。

3. 视觉诱发电位(VEP):视觉诱发电位是大脑皮质对视觉刺激发生反应的一簇电信号,可以反映视神经及其后视路的功能状态。根据刺激视网膜条件的不同,分为闪光视觉诱发电位(F-VEP)与图形视觉诱发电位(P-VEP)。图形视觉诱发电位是最常用的检查方法,因视皮质对图形刺激敏感,可用于黄斑病变、视路病变、青光眼、视中枢病变的诊断及客观视功能测定。

二、眼底血管造影

眼底血管造影分为荧光素眼底血管造影(fundus fluorescein angiography, FFA)和吲哚青绿血管造影(indocyanine green anguography, ICGA),前者以荧光素为造影剂,主要观察视网膜血管循环情况;后者以吲哚青绿为造影剂,观察脉络膜血管动态情况。二者对眼底病的诊断具有重要价值。

1. 荧光素眼底血管造影(FFA):荧光素眼底血管造影(FFA)是利用装有滤光片的眼底照相机连续拍摄眼底照片,动态观察荧光素在视网膜及脉络膜充盈的时间和形态,以查明一般检眼镜检查所不能发现的微循环病变,主要应用视网膜及脉络膜病变,及前部视神经的检查。造影前常规作血、尿及心电图检查。对有严重高血压、心血管疾病、肝肾功能不全者慎用。对有药物过敏史者禁用。

(1)正常荧光像 荧光素从前臂静脉注射后视网膜出现荧光时间为臂—视网膜循环时间,通常为 $10\sim 15\,s$。造影荧光像分为 5 期:即动脉前期、动脉期、动静脉期、静脉期和晚期。由于黄斑区无血管,故背景荧光淡弱。

(2)异常荧光像 ① 高荧光:可由渗漏、透过增加和异常血管所引起。渗漏:可产生荧光积存,如囊样黄斑水肿、神经上皮脱离、色素上皮脱离等;也可产生荧光染色,如血管旁染色、玻璃疣、瘢痕等。透过增加:主要是色素上皮窗样缺损,见于萎缩或玻璃疣等。异常血管:视网膜新生血管常见视网膜静脉阻塞缺血型、糖尿病性视网膜病变、视网膜静脉周围炎等,视网膜下新生血管常见于老年性黄斑变性、中心性渗出性视网膜脉络膜病变。异常血管还表现为微动脉瘤、侧枝循环、血管迂曲扩张等。② 弱荧光：可由透过减低或充盈缺损引起。透过减低：即遮蔽荧光可由色素、渗出物、水肿、出血等所致。充盈缺损：可由于视网膜动脉、静脉和毛细血管床的闭塞引起，也可由于视网膜下组织缺失和无灌注所引起。

2. 吲哚青绿血管造影（ICGA）：吲哚青绿血管造影（ICGA）是根据脉络膜结构和血液循环特点而发展起来的造影检查技术，其以吲哚青绿为造影剂，使用红外线作为激发光，可穿透视网膜色素上皮，较厚的出血和渗出物，清晰地显示脉络膜的血液循环状况，对于发现脉络膜或视网膜新生血管膜有重要价值。临床主要用于老年性黄斑变性、中心性渗出性脉络膜视网膜病变、脉络膜肿瘤等病变的检查与诊断。

三、眼超声检查

超声检查是利用超声波的声能反射波形或图像来反映人体结构和病理变化的物理诊断技术。常用的超声检查有 A 型超声、B 型超声、彩色多普勒成像（CDI）及超声生物显微镜（UBM）。

1. A 型超声：A 型超声扫描是将所探测组织的界面回声以波峰形式显示，按回声返回探头的时间顺序依次排列在基线上，构成与探测方向一致的一维图像,属于时间—振幅调制型,显示器的纵坐标显示反射回声的幅度波形,横坐标代表回声声源的距离或深度。根据回声显示的位置、回声幅度的高低、形状、多少和有无,可以提取受检者的病变和解剖的有关诊断信息。

临床应用主要为生物测量,如眼轴径线测定、人工晶体屈光度计算、角膜厚度测量等,还可用于检查眼内肿瘤和异物、视网膜脱离、巩膜破裂、球后肿物等。

2. B超声:B型超声通过扇形或线阵扫描,将组织的界面转为不同亮度的回声光点,由无数回声光点组成二维声学切面图象,为亮度调制型,在显示器上显示声束扫描平面内人体组织横断面图像,直接显示病变的大小、范围、部位、性质及与周围组织的关系。

临床应用主要检查眼内肿瘤、眼内异物、视网膜脱离、后巩膜病变等,也可用于眼眶病、测定球后占位性病变、眼肌肥厚改变等。

3. 彩色多普勒成像(CDI):利用多普勒原理,将血流特征以彩色的形式叠加在B型灰阶图上,红色表示血流流向探头(常为动脉),蓝色表示血流背向探头(常为静脉)。

彩色多普勒超声检查多用于眼球后段及眼眶部病变的诊断。检查时先用B型超声显示二维像,观察眼球及眼眶一般情况;然后启动彩色多普勒,调整入射角度,尽量使声束平行于血流方向,以显示所要检查的血流二维图,可以探测到眼动脉、睫状后动脉、视网膜中央动脉。

临床可用于视网膜中央动脉阻塞,视网膜中央静脉阻塞、前段缺血性视神经病变等血管性疾病的诊断,检测眼和眼眶部血流动力学情况。

4. 超声生物显微镜(UBM): 超声生物显微镜(UBM)是采用高频超声波以显微镜分辨力对活体眼进行成像的超声影像新技术。UBM以独特的高频转换器和B超装置联合使用为基础,能用于落在 4~5 mm 的UBM穿透范围的任何病理情况,图像分辨率可达到 20~60 μm,与光学显微镜的分辨水平相等。

临床主要用于眼前段检查,因其可清晰地显示虹膜、睫状体、晶状体赤道部和悬韧带、前房、后房、周边玻璃体、眼外肌止端等结构;可测量各种参数,故临床对青光眼、角膜病、巩膜病、虹膜睫状体病变、外伤性房角后退、眼前段肿瘤等病变的诊断具有重要价值。

四、X线检查

X线为眼科常用检查诊断方法,对眼眶X线照片要按一定顺序逐项观察,如眶窝形状、眼眶容积、眼眶密度、眶壁、眶上裂、视神经孔及眶周围结构等。检查方法主要有眼眶平片、眼眶造影、泪道造影、异物定位等。

临床主要用于眼眶肿瘤、眼部外伤、眼内及眼眶金属异物等诊断与鉴别诊断,尤其是用于金属异物及其他高密度异物的定位。

五、电子计算机体层扫描(CT)

CT是将电子计算机技术用于X线断层摄影的检查方法,具有图像分辨率高,解剖关系层次清晰的特点,不仅可进行形态观察,还可作定量分析。

CT检查的方法分为CT平片与增强CT,前者是指在不用影像加强剂的情况下检查、扫描平面分水平、冠状和矢状三个方向;后者是指静脉注射含碘水溶液造影剂,可使病变密度增强。

临床主要用于眼内肿瘤、眶内肿瘤、眼球突出、眼肌肥大、眼外伤眶骨骨折、眼内及眶内异物、骨及软组织损伤等病症的诊断,亦可作为眼临近组织(颅内、副鼻窦)引起眼病原因检查。

六、磁共振成像(MRI)

MRI是通过射频探测病变的检查方法。用于眼内、眶内及颅内病变的诊断。因其穿透力强,又能利用质子密度,质子流动情况,以及T1、T2等多种因素获得丰富的信息,故在发现病变、确定病变性质、判定病变位置以及与周围组织的关系上,其灵敏度优于CT。

由于MRI可消除骨质的干扰与伪影,故特别适合检测各段视神经及与眼有关的颅神经的病变的检测,亦常用于眶内与眼内肿瘤、炎性假瘤、血管瘤、眼外肌病变等。但检查部位不能有磁性植入物,禁忌探测磁性异物及心脏起搏器。

七、角膜地形图检查

角膜地形图是记录和分析角膜表面形态、曲率、折光特点的先进检查工具,其原理为将角膜镜同心环在角膜表面投射的照片或录像输入计算机分析处理,可以给出整个角膜表面成百上千点的屈光度和曲率半径,形成彩色编码地形图。一般可将正常角膜地形图分为圆形、椭圆形、蝴蝶形和不规则形四种。角膜中心区屈光力为 43.2 D~43.7 D。

临床主要用于角膜屈光力的测算和提供角膜屈光手术方案,监测术后角膜发生的变化;同时亦可评估角膜接触镜的配戴效果,定量分析角膜散光,圆锥角膜等角膜病变。

八、光学相干断层扫描仪(OCT)

OCT是一种分辨率高,成像速度快的非接触生物成像技术,其根据光学原理,以光扫描形式获得信息,经计算机处理,再加以图形或数字形式显示,即可提供视网膜横断面图像,同时可测量视网膜及视网膜神经纤维层厚度,可获得类似活体组织病理学观察的结果。

临床主要用于眼后段检查,最常用于黄斑病变的诊断和追踪观察,如中心性浆液性视网膜脉络膜病变、老年性黄斑变性、中心性渗出性视网膜脉络膜病变、黄斑囊样水肿等。其次,还可用于青光眼的早期诊断,测量视网膜神经纤维层厚度,分析视盘的立体结构。

此外,前段 OCT 功能类似 UBM,可清晰显示眼前段组织的结构与病理改变,测量角膜层厚度、前房深度、前房角结构、虹膜、睫状体和巩膜等。

九、共焦激光眼底断层扫描仪(HRT)

HRT 是用激光共焦显微摄像系统获得和分析眼后段的三维图像,可以定量描述眼底地形图并追踪其变化,对视盘及视神经各项参数进行检测,如视盘面积、视杯面积、盘沿面积、杯盘面积比、视网膜神经纤维层的厚度等。临床主要用于青光眼的早期诊断和视神经损害进展的监测。

常用治法

眼科治疗可分内治、外治两大类,内障眼病以内治为主,外障眼病多须配合点眼、洗眼、敷眼、手术等外治。

一、内治法

1. 祛风法

【适应证】风邪侵袭引起的外障眼病的初期,症见白睛红赤、黑睛新生翳障、胞睑疮疡初起,全身见头痛恶寒、发热、脉浮等。临床常用于常见眼病中如针眼、暴风客热、聚星障、凝脂翳、瞳神紧小等的初起。

【分类】疏散风热法、疏散风寒法。

2. 清热法

【适应证】热毒时邪外侵,六淫外袭日久,失治或误治,化火内攻;或素有脾胃积热,或肝胆火炽,攻冲眼目者。临床常用于常见眼病中的针眼硬结成脓、漏睛疮、天行赤眼、火疳、凝脂翳、瞳神紧小、血灌瞳神、目系暴盲、真睛破损等。

【分类】清热泻火法、清热解毒法、泻火通腑法、清热凉血法。

3. 祛湿法

【适应证】胞睑水肿,睑重难睁,睑弦湿烂痛痒,胞内粟疮,白睛污黄,黑睛生翳如虫蚀,混睛障,神水混浊,神膏混浊,眼底渗出水肿,视网膜脱离,视物昏蒙或云雾移睛等;兼见头痛如裹,口不渴或渴不欲饮,胸闷食少,腹胀便溏,四肢乏力,或咳吐痰涎等。

【分类】清热除湿法、健脾化湿法、温阳利湿法。

4. 滋阴降火法

【适应证】阴液亏损,虚火上炎攻冲眼目者,症见白睛隐隐红赤,黑睛星翳乍隐乍现,翳陷不敛而少赤痛,瞳神干缺变形,或有瞳神散大,眼压增高,或视网膜出血,黄斑部水肿等;可伴有全身症状如头晕失眠,两颧潮红,盗汗梦遗,五心烦热,烦躁易怒,耳鸣耳聋,口苦咽干,舌红少苔,脉细数。临床上常用于金疳、火疳、白涩症、聚星障、瞳神干缺、青风内障、云雾移睛、视瞻昏渺等。

5. 理血法

【适应证】各种出血症的早期及反复出血者,如白睛溢血、血灌瞳神、视网膜出血、脉络膜出血及外伤出血等。

【分类】凉血止血法、益气止血法和活血祛瘀法。

6. 疏肝理气法

【适应证】因肝气郁结而致气机不调的一切内外障眼病,尤以青风内障、绿风内障、视瞻昏渺、暴盲等内障眼病为主。

7. 补益法

【适应证】各种原因造成气血虚衰引起的眼病。症见羞明、目痛、起坐生花、冷泪频流、睁眼乏力、久视眼胀、夜盲、暴盲、青盲、胞睑虚肿、上胞下垂、目无神光、眦部血丝淡红、黑睛边缘生翳久而不愈、黑睛翳陷久不平复、眼底视网膜血管稀细、视网膜出血、视网膜脉络膜萎缩斑、视盘色苍白或腊黄等。

【分类】补气法、补血法、气血双补法、补益肝肾法。

8. 软坚散结法

【适应证】各种内、外障眼病中出现痰湿互结,气血瘀滞的证候。外障眼病的胞生痰核、火疳,内障眼病中的视瞻昏渺、云雾移睛等,若见胞睑肿核,白睛结节隆起,眼底视盘、视网膜、黄斑区水肿渗出、眼内机化条膜形成等,全身兼见胸闷多痰、心悸失眠、脉弦滑等均可应用本法。

9. 退翳明目法

【适应证】因聚星障、凝脂翳、混睛障等而致,或因椒疮、火疳等变症而成的黑睛生翳。

二、外治法

(一) 传统外治法 *

1. 钩割法：此法用钩针挽起眼部须割除的病变

组织,用刀或铍针割除之,故称钩割法。其主要操作方法与现代胬肉切除术大体相似。

2. 䤵洗法: 䤵洗法就是用锋针或表粗糙面之器物轻刺或轻刮患部然后用水冲洗的治法。本法具有祛瘀消滞、散邪泄毒、疏通气血的作用,非针灸及药物之功所能及,适用于胞睑内有瘀积或粗糙颗粒的疾患,如椒疮、粟疮等,近代发展的海螵蛸棒磨擦法,亦属䤵洗法之一。

3. 熨烙法: 熨烙指火烙,即将特制的烙器或火针加热至适温,熨烙患部的治法。常用于钩割或䤵洗后,其目的在于预防胬肉攀睛、赘生物术后的复发,并有止血作用。

4. 针法: 针法可分三棱针法、铍针法及针拨内障法。

(1) 三棱针即锋针,主要用于刺刮患部及刺穴放血,有开郁祛邪、逐瘀消滞的功效。主要适用于赤热肿痛的实证外障眼病,其使用方法见"䤵洗法"。

(2) 铍针法 铍针如剑锋,两面有刃,可刺亦可割,适用于切除胬肉及其他眼部赘生物,手法见于钩割法。铍针并可用于穿刺切开排脓,或用于剔除白睛或黑睛的异物。

(3) 金针拨内障法 金针拨内障法适用于圆翳内障的翳定障老之时,是传统手术方法。现代中医眼科在此基础上,吸收西医同类手术的优点,创立了白内障针拨术及白内障针拨套出术。目前临床此两种术式已被白内障超声乳化术取代。

(二) 临床常用外治法

1. 点眼药法

【适应证】一切外障及部分内障眼疾。包括胞睑生疮溃烂、椒疮、粟疮、白睛红赤、肿痒、赤丝粗虬、生膜、黑睛生翳溃烂、瞳神紧小、瞳神干缺、绿风内障、青风内障以及圆翳内障未成熟等。

【分类】包括点眼药粉法、滴眼药水法及涂眼药膏法三种。

【方法】操作步骤详见"常用临床操作技能——点眼药法"。

2. 熏洗法 *

【适应证】外障急症,如睑弦赤烂、风赤疮痍、椒疮、粟疮、白睛疾患、黑睛疾患等,以胞睑红肿、白睛红赤、羞明涩痛、眵泪胶粘最为适宜。

【分类】包括熏法与洗法,一般多是先熏后洗,合称熏洗法。

【方法】操作步骤详见"常用临床操作技能——熏洗法"。

3. 敷法 *

【适应证】外障眼疾及瞳神紧小、外伤眼疾、血灌瞳神等症。

【分类】分药物敷与非药物敷两类。

【方法】操作步骤详见"常用临床操作技能——敷法"。

4. 冲洗法

（1）结膜囊冲洗法

【适应证】结膜异物、眼部化学伤、外障眼疾之分泌物多者,及内、外眼手术前消毒。

【方法】操作步骤详见"常用临床操作技能——结膜囊冲洗法"。

（2）泪道冲洗法

【适应证】用于诊断和治疗泪道疾病,或作为内眼手术前的常规准备。

【方法】操作步骤详见"常用临床操作技能——泪道冲洗法"。

5. 注射法 *

（1）球结膜下注射法

【适应证】治疗黑睛深层病变,及其他眼内病变,或用作手术局部麻醉。

【方法】操作步骤详见"常用临床操作技能——球结膜下注射法"。

（2）球后注射法

【适应证】治疗眼底病变,或内眼手术麻醉。

常用操作技能

一、视力检查

(一)远视力检查

1. 操作方法和程序

(1)可选用对数视力表、国际标准视力表、ETDRS(早期治疗糖尿病性视网膜病变研究)视力表。前两种视力表的检查距离为 5 m,后者的检查距离是 4 m。视力表 1.0 一行应与被检眼同高。视力表的照明应均匀,无眩光,可采用自然照明。如用人工照明,照明强度为 300~500 lux。

(2)两眼分别检查,常规先检查右眼,后查左眼。检查时用挡眼板遮盖非受检眼。如受检者戴镜,应先查裸眼视力,再查戴镜视力。

(3)下面以国际标准视力表为例叙述视力检查方法。该表分为 12 行,能看清第 1 行者视力为 0.1,第 10 行为 1.0,第 12 行为 1.5。若能辨认第 8 行全部视标,同时辨认第 9 行半数以下视标时,则记 0.8^+;若能辨认第 8 行全部视标,同时辨认第 9 行半数以上视标时则记为 0.9^-。

(4) 如被检者不能辨认表上最大视标时,可嘱被检者向视力表靠近,直至看清第 1 行视标(0.1),记录为:0.1×被检者与视力表距离(m)/5,例如在 2 m 处能看清 0.1,视力为 0.1×2/5=0.04。

(5) 在 1 m 处不能辨认最大视标,则检查指数(CF)。嘱受检者背光而坐,检查者伸手指让被检者辨认手指数目,记录其辨认指数的最远距离,如指数/30 cm 或 CF/30 cm。如果在眼前 5 cm 处仍不能辨认指数,则被检者在受试者前摆手,记录能辨认手动(HM)的最远距离,如手动/30 cm 或 HM/30 cm。

(6) 对只能辨认指数或手动的受检者,应在暗室中进一步检查光感(LP)及光定位。检查光感时,将患者一眼完全遮盖,检查者一手持烛光放在被检者眼前 5 m 处开始检查。若受检者不能看见烛光,则将烛光向受检者移近,直至受检者能辨认为止。记录受检者能看见烛光的最远距离。检查光定位时,将烛光置于受检者能前 1 m 处,嘱受检者向正前方注视,不要转动眼球和头部,分别将烛光置于左上、左中、左下、正上、正中、正下、右上、右中、右下,同时询问受检者是否能看见烛光。如应答正确记录为"+",应答错误记录为"-"。如受检者全无光感,记录为"无光感"。

2. 注意事项:① 如受检室的最大距离<5 m,采用反光镜法检查视力。将视力表置于受检者坐位的

后上方,于视力表对面2.5 m处放一平面镜,嘱受检者注视镜内所见的视力表来检查视力。② 每个字母辨认时间为2~3 s。③ 非受检眼遮盖要完全,但不要压迫眼球。④ 检查时受检者头位要正,不能歪头用另一只眼偷看,不能眯眼。⑤ 对于裸眼视力<1.0,且没有矫正眼镜的受检者,应加针孔板后再查小孔视力。⑥ 视力检查是心理物理检查,评价结果时应当谨慎。

(二)近视力检查

1. 操作方法及程序

(1)可选用徐广第 E 字近视力表、耶格(Jaeger)近视力表、对数视力表。

(2)近视力表的照明不易固定,可采用自然弥散光,也可采用人工照明,但注意避免眩光。

(3)两眼分别检查,常规先检查右眼,后检查左眼。检查时用挡眼板遮盖非受检眼。

(4)检查距离一般为 30 cm。对于屈光不正者,要改变检查距离才能测得最好近视力。如将近视力表向受检者移近时视力逐渐增加,该眼可能为近视眼或假性近视眼。如将近视力表向受检者移远时视力逐渐增加,该眼可能为远视眼或老视眼。

(5)以能看清的最小一行作为测量结果。可以小数法记录。如用耶格近视力表,则以 J1~J7 记录,并注明检查距离。

2. 注意事项： ① 每个字母辨认时间为 2～3 s。② 非受检眼遮盖要完全，但不要压迫眼球。③ 检查时受检者头位要正，不能歪头用另一只眼偷看，不能眯眼。

二、裂隙灯显微镜检查

1. 操作方法及程序

(1) 检查者根据自己的屈光度调节目镜，并调节目镜间距，检查应在暗室或半暗室内进行。

(2) 嘱受检者坐在裂隙灯前，调整座椅、检查台、颌架及裂隙灯显微镜的高度，使受检者下颌舒适地置于下颌托上，前额紧贴于头架的额带横档上。

(3) 前后、左右及上下调节操纵杆，使裂隙灯光线聚焦于检查的部位。

(4) 一般先用低倍镜进行检查。若需要观察某一部位的细微改变时，可换用高倍镜。并根据需要，调节裂隙灯与显微镜之间的夹角、光线强弱和裂隙光的宽窄。

(5) 光源一般从受检眼的颞侧射入，然后从颞侧到鼻侧逐一做光学切面，按照从前到后的顺序进行检查。

(6) 裂隙灯显微镜的检查方法有多种，包括弥散光照射法、直接焦点照射法、角膜缘分光照射法、后部反光照射法、间接照射法和镜面反光照射法等。可根据检查部位和病变情况,选择适当的检查方法。

1) 弥散光照射法:以裂隙灯弥散宽光为光源,通常在低倍镜下将光源以较大角度斜向投向眼前部组织,进行直接观察。所得印象比较全面,且有立体感。

2) 直接焦点照射法:最常用。操作时应使裂隙灯光线的焦点与显微镜的焦点二者合一。根据光带形态可分为宽光照射法、窄光照射法和圆点光照射法。宽光照射法:所用的裂隙灯光较宽,形成较宽的光学切面,可用于检查弥散光照射时所发现或未被发现的病变。窄光照射法:将裂隙灯光带尽量调窄,尽管照入的光线较弱,但周围背景更暗,这样便于观察病变的位置和细微改变。圆点光照射法:将入射光调节为圆点状,用于观察房水的改变。

3) 角膜缘分光照射法:将光线照射在一侧的角膜缘,除在角膜缘上形成一个光环和因巩膜突所致环形暗影外,角膜应呈黑色,此时能清晰见到角膜薄翳、斑翳及穿孔等。

4) 后部反光照射法:将灯光照射到所要观察组织的后方,把显微镜聚焦到检查部位,借助后方组织反射回来的光线检查透明、半透明、正常或病变组织。本法适用于角膜和晶状体的检查。

5) 间接照射法:将裂隙灯光线聚焦到所要观察

部位旁边的组织上。可以观察虹膜细小变化和角膜新生血管等。借助三面镜或前置镜,可以观察视网膜细小的改变。

6) 镜面反光照射法:将光线自颞侧透照,在角膜可出现两个光亮区,即鼻侧的光学切面和颞侧出现的反光区。这时嘱受检眼稍向颞侧注视,再将裂隙灯向颞侧偏移,当光学切面与反光区重合时,检查者就会感到有光线刺目,此时将显微镜焦点对好,即可进行观察。本法适于检查角膜和晶状体的前、后表面。

2. 注意事项: ① 检查结膜、角膜、巩膜时,光源与显微镜的夹角一般为 40°。检查前房、晶状体和前部玻璃体时,夹角应<30°;检查后部玻璃体和眼底时,除需加用前置镜或三面镜等辅助设备外,夹角应调为 10°或更小。② 实际检查时,应综合使用裂隙灯显微镜 6 种不同的使用方法,以免遗漏细微改变的病变。③ 注意裂隙灯显微镜的维护和保养。

三、直接检眼镜检查

1. 操作方法及程序

(1) 开始检查时转动检眼镜转盘,先用+8D~+10D 的镜片,检查镜距受检眼 10~20 cm,以透照法检查屈光间质。由前逐次向后,分别检查角膜、晶状体、玻璃体。正常情况下,瞳孔区呈现橘红色反光,如屈光间质混浊,红色反光中出现黑影。此时嘱受检者转动眼球,根据黑影移动方向与眼球转动方向的关系,判断混浊的屈光间质部位。如黑影移动方向与眼球转动方向一致,则混浊在角膜上,如转动眼球时,黑影的位置不变,则混浊在晶状体上,如黑影移动的方向与眼球转动方向相反,且在眼球突然停止转动后,黑影仍有飘动,则混浊位于玻璃体内。

(2)检查眼底时,将检眼镜置于受检眼前约 2 cm 处。根据检查者和受检眼的屈光状态,旋转检眼镜转盘,直至看清眼底。

(3)检查时嘱受检者先注视正前方,检眼镜光源经瞳孔偏鼻侧约 15° 可检查视盘,再沿血管走行观察视网膜后极部,最后嘱受检者注视检眼镜的灯光,检查黄斑部。若要观察周边部视网膜,嘱受检者转动眼球,以扩大观察范围。

(4)眼底检查的记录内容包括以眼底解剖结构为基础对视盘、视网膜血管、黄斑等部位进行描述。可以视盘和血管直径来描述病变大小,以屈光度描述病变隆起高度。

2. 注意事项: ① 直接检眼镜下所见并不是眼底的实际大小,检查所见比实际物像放大 14~16 倍。② 若要观察视网膜神经纤维层改变时,应在无赤光下观察。③ 检查结束时,应将检眼镜的转盘拨到"0"处,以免转盘上的镜片受到污染。④ 一般检查时可不散大瞳孔。若要仔细检查眼底时,需要散瞳后检查。⑤ 怀疑闭角型青光眼患者或浅前房者,散瞳时要格外谨慎,以免导致闭角型青光眼发作。⑥ 直接检眼镜观察范围小,屈光间质混浊可影响眼底观察。⑦ 对于高度屈光不正者,直接检眼镜检查较为困难,可应用间接检眼镜进行检查。

四、眼压的测量

1. 指测法

(1) 操作方法及程序:① 嘱受检者眼球向下注视。② 检查者两手中指、小指轻放于受检者前额作为支撑。③ 双手示指放于睑板上缘皮肤面,交替向眼球中心轻压眼球。当一手轻压眼球时,另一手指感触眼球波动感。根据指尖感觉到的波动感,估计眼压的高低。④ 眼压正常时记录为 Tn;以 T+1,T+2 和 T+3 表示不同程度的眼压升高,以 T+3 为最高;以 T-1,T-2,T-3 表示不同程度的眼压降低,以 T-3 为最低。

(2) 注意事项:① 本法只能粗略地了解眼压。② 压迫眼球时,不可用力过大。

2. 非接触性眼压计测压法

(1) 操作方法及程序:以 Topcon 非接触眼压计

为例说明操作方法和程序。① 受检者坐于非接触性眼压计之前,嘱将其头部固定于眼压计头架上,向前注视,尽量张开睑裂。② 调节调焦手柄,将眼压计测压头对准待测眼角膜,此时眼压计监测视屏上自动显示待测眼眼别。③ 在眼压计控制板上选择"auto"系统进行自动测压。嘱受检眼注视测压头内的绿色注视灯,调节焦点至中心方框两侧的实线或虚线消失时,系统自动发出一阵气体压平角膜,监视屏上自动显示出眼压值和几次测量的平均值。如果受检者欠合作,或测量方法有误,则显示"ERROR"或不显示数值。④ 也可在控制板上选择"man",此时对焦后需手按调焦手柄上开关才能测量眼压。⑥ 测量完成后在控制板上按"print",可将结果打印出来。

(2) 注意事项:① 非接触眼压计与 Goldman 压平眼压计相比,在正常眼压范围内的测量值是可靠的,但高眼压时其测量值可能出现偏差,角膜异常或注视困难的受检者中可能出现较大的误差。② 由于测量眼压时非接触眼压计不能直接接触眼球,因而减少了应用其他眼压计测压可能引起的并发症,如角膜擦伤、对表面麻醉药物过敏和播散感染。但对角膜异常者应慎用,因为此种方法不但测眼压值可能不准确,而且还可能引起角膜上皮下气泡。

五、电脑验光

1. 操作方法及程序：① 开启电源,预热仪器。② 嘱被检者就坐,高度适宜,固定头位。③ 被检查者睁开双眼,注视仪器前孔中的视标。④ 调节仪器高度及左右方位,使被检眼位于视屏环形光标区。⑤ 调节仪器焦距使视屏上的角膜影像清晰。⑥ 进一步细调环形光标至瞳孔中央。⑦ 按动记录键,打印结果。

2. 注意事项：① 电脑自动验光仪操作环境要求：环境安静、整洁,避免对测试者的干扰;白天自然光线下测试。② 对被测试者要求：患者能并保持坐位,精神状态正常,能配合检查;患者无明显影响测量结果的眼病。③ 对自动电脑验光仪的要求：电脑自动验光仪出厂前需经过严格测定,各项指标符合要求;仪器必需经常擦拭和保养;仪器必需定期测试,一般至少每年一次,并由检测机构出示检测结果。

六、点眼药法

1. 点眼药水法

（1）操作方法及程序：① 嘱患者头稍后仰或平卧,眼向上注视。② 滴眼药者用手指牵开下睑。③ 将药液滴入下穹窿部,一般每次1～2滴。④ 轻提上睑使药液充分弥散。⑤ 滴药后嘱患者轻轻闭合眼睑数分钟。

(2) 注意事项:① 滴药前应该核对所滴的药液标签。② 滴药时滴管或瓶口避免接触眼睑或睫毛。③ 药液避免直接滴于角膜上。④ 对于溢出眼部的药液应该及时拭去,以免患者不适或流入口腔内被吸收。⑤ 某些药物,如散瞳药、β受体阻滞药,滴药后及时压迫泪囊区 3 min,可减少药液经泪道进入鼻黏膜吸收。⑥ 滴用多种药物时,前后药物之间应间隔10 min。

2. 涂眼药膏法

(1) 操作方法及程序:① 嘱患者头稍后仰或平卧,眼向上注视。② 涂药者用手指牵开下睑。③ 将消毒玻璃棒一端蘸眼药膏少许,与睑裂平行,自颞侧涂入下穹窿部。④ 嘱患者轻轻闭眼,再抽出玻璃棒。

(2) 注意事项:① 涂药前应该核对所用的药膏。② 如不用玻璃棒,也可以类似的消毒器具替代,或直接将眼药膏挤入结膜囊内。但注意涂药时瓶口不能直接接触眼睑和睫毛。

3. 涂眼药粉法

(1) 操作方法与程序:① 患者应处在避风的地方,取坐或仰卧位。② 先以左手把上眼睑轻轻揭起,右手持已消毒的眼科专用的两端钝圆的小玻璃棒,用凉开水或生理盐水蘸湿,再蘸药物约半粒到一粒芝麻大小,将药粉点入穹窿部,或直接点入内眦角处,点毕,令患者闭目约 5 min,方可睁眼,或患者以手按鱼尾穴数次,以助气血运行。③ 如系眼睑病,可直接将药粉撒布或涂抹患处。④ 或可将药粉掺入眼药水中(10 ml 眼药水掺入约 0.15 g 眼药粉),制成混悬液,点时先摇匀,用法如滴眼药水法。

(2) 注意事项:① 点药前应该核对所用的药粉。② 每次用药不可太多,以减轻刺激。初次点药,量更宜少,以使患者逐步适应。③ 玻璃棒有棱尖者不可用,以误伤眼球。点药时玻璃棒头不要触及角膜,尤其角膜有新翳时更宜慎重。

七、熏洗法 *

1. 操作方法及程序

(1) 患者取坐位,趁热将药液倒入容器内,患者俯首面对热气熏眼,眼与药液距离以能耐受为度,熏时最好用布巾将头及盛药器一并蒙盖,使热气集中,保持较久。

(2) 如所患为胞睑疾患,闭目熏蒸即可;如属眼珠上的疾患,嘱睁眼熏蒸,并频频瞬目,使药力均匀抵达病所。

(3) 洗眼时将煎好的滤净药液置一器皿内,用消毒纱布或棉球渍水,不断淋洗眼部,此外亦可选用适合眼窝缘的玻璃洗眼杯进行眼浴,就是用洗眼杯盛洗眼药液半杯,先俯首,使洗眼杯缘与眼窝缘紧紧靠贴,然后仰首,并张眼瞬目,进行洗涤。

(4) 熏洗法亦可利用内服药液进行,就是待内服药煎好后,乘蒸气充足,趁热进行熏眼,待药液变温后则可口服,亦可用内服药的中药渣再煎水来洗眼使用。眼浴可每日进行3次,每次约20 min。

2. 注意事项: ① 熏洗时注意温度不可过高,也不可过冷以免失去治疗作用。洗眼液可用手试温度,以不烫手为宜,但如痒甚者温度可稍高。② 根据不同病情选择药物煎成药汁。③ 洗剂必须过滤后用,以免药渣入眼;同时,一切器皿、纱布、棉球及手指熏洗前必须消毒,尤其是黑睛有陷翳者,用洗法时更须慎重。④ 眼部有新鲜出血或患有恶疮者,忌用本法。

八、敷法 *

1. 药物敷

(1) 操作方法及程序:① 药液敷:按病情需要选用药煎好药液,用纱布蘸药液敷患处。② 布包敷:选用新鲜药物如鲜生地、芙蓉叶、蒲公英、野菊花、生南星、生大黄、蕺菜等洗净后捣烂,用布包敷胞睑、患处或太阳穴等,亦可加热后再用布包敷。③ 调糊敷:将所需代表方精制成末,用时以水或茶水、蜂蜜、人乳、蛋清、姜汁、醋、胆汁、麻油、蛋黄油等调成糊状,敷于胞睑或太阳穴、额部等处。亦可用蓖麻子、巴豆等药捣烂敷涌泉穴,以减轻眼部红赤,其主要作用是引热外透下行。

(2) 注意事项:① 药物敷贴时,勿使药液、药渣掉入眼内,以免引起刺激,甚或损伤眼珠,对有毒性药物如天南星等,尤应注意。② 对新鲜外伤创口不宜用药敷。对已破溃之疮口,勿使药堵塞破溃口,以利排脓。③ 如用干药粉调成糊状敷眼,则干了再涂,以保持局部湿润为度。如为新鲜药物则应选无变质、洁净者。

2. 非药物敷

(1) 操作方法及程序:① 湿热敷:将胞睑及眼眶周围待热敷部位,先用凡士林或消炎眼药膏涂抹上薄薄的一层,嘱闭眼,用单层纱布盖于其上,把特制的棉垫或毛巾或纱布数层重叠,先置于沸水煮沸约 5 min,再用镊子将其夹起拧干,摊开置于患处,时时更换以保持湿热,每次约 20 min,每日 3 次。敷毕用软布抹干皮肤。② 干热敷:用热水袋或玻璃瓶装上热水,外包毛巾,置于胞睑之上即可。③ 冷敷:用重叠之毛巾或纱布浸于冰水或新汲的井水中,然后拧干、敷于眼部,每 3～4 min 更换一次敷布,每次 10～15 min,每日做 2～3 次。有条件的话,亦可用冰块置于橡皮袋内,再贴敷于患处。

（2）注意事项：① 无论是湿热或干热敷均应注意湿度适中，以能耐受为度，以免烫伤皮肤。② 敷垫或包裹用的毛巾使用前应煮沸消毒，以免交叉感染。③ 如热敷后红肿蔓延增剧应停用，脓肿已成或新出血的眼病，忌用热敷。④ 冷敷可使气滞血凝，仅为急则治标之法。故不可长期使用。用于皮下出血在一日之内者，此法可收到辅助止血的功效，一日后应改为热敷法，以活血散瘀肿。凡皮肤有破损者，勿用此法。

九、结膜囊冲洗法

1. 操作方法及程序：① 患者取坐位或卧位，嘱其手持受水器。如坐位时，嘱头稍后仰，将受水器紧贴颊部；如卧位时，嘱头稍偏向患眼侧，将受水器紧贴耳前皮肤。② 医生一手持盛有生理盐水或药液的洗眼壶或吊瓶的胶管，另一手轻轻拉开患眼眼睑，进行冲洗，同时嘱患者睁眼及转动眼球，扩大冲洗范围。③ 若分泌物较多或结膜囊异物多者，须翻转上下眼睑，暴露睑内面及穹窿部结膜，彻底冲洗。④ 冲洗结束，用消毒纱布擦干眼外部，移除受水器。

2. 注意事项：① 如一眼患传染病，在冲洗双眼时，应先健眼，再患眼，并注意勿使污染液溅入健眼。传染性眼病使用过的用具，应严格消毒，操作者亦应消毒双手后再进行另一次操作。② 冲洗时避免直接冲于角膜上,动作应稳、准、轻,不可压迫眼球,尤其对角膜溃疡更应注意,以免角膜穿孔。对角膜溃疡并有大量分泌物,在冲洗时,须加用抗生素药液轻轻冲洗。③ 对不合作者或需反复冲洗者,可在冲洗前于结膜囊内点 0.5% 丁卡因溶液 2~3 次进行表面麻醉,以减少冲洗时的不适。④ 如遇化学烧伤时,应反复冲洗结膜囊,直至结膜囊内液体用试纸证实为中性时止。⑤ 冲洗小儿时,采用卧位,固定头部后再冲洗。

十、泪道冲洗法

1. 操作方法及程序

(1) 冲洗泪道前先挤压泪囊部,观察有无黏液或脓性分泌物排出,并尽量将分泌物排空。

(2) 患者取仰卧位或坐位,用沾有 0.5% 丁卡因滴眼表面麻醉以及消毒小棉签蘸麻药放于上、下泪小点之间,令患者闭目 2~3 min。

(3) 以患者取坐位为例,嘱头部微后仰并固定,眼向上注视,将下睑近内眦部轻轻向下牵拉,暴露下泪小点。

(4) 如泪小点较小,先用泪小点扩张器垂直插进泪小点 1~2 mm,再向鼻侧转至水平方向,轻轻捻转,扩张泪小点。

(5) 将大小合适的泪道冲洗针头垂直插进泪小点

1~2 mm后向鼻侧转动,使针头呈水平位,继而顺沿下泪小管走行方向将针头推进4~6 mm,注入生理盐水。此时应询问患者有无水液进入咽部,或请患者低头观察有无水液从鼻孔流出,并注意注水时有无阻力及泪小点有无水液反流。

(6) 冲洗完毕时,滴抗菌药物眼药水。

(7) 泪道冲洗结果分析:① 泪道通畅:注入冲洗液时无阻力,泪道无液体反流,患者述液体流入口咽部,或观察到液体从鼻孔流出。② 泪道狭窄:下冲上返,但加压注入冲洗液后通畅。③ 泪小管阻塞:注入冲洗液时有阻力,冲洗液从原路返回,口咽部无液体流入。④ 泪总管阻塞:注入冲洗液时有阻力,从下泪小点冲洗时冲洗液自上泪小点反流,口咽部无液体流入。⑤ 鼻泪管阻塞:注入较多冲洗液后从上泪小点反流,并可带有黏脓性分泌物,表明鼻泪管阻塞合并慢性泪囊炎。

2. 注意事项:① 告知患者操作程序,请患者积极配合。② 泪道冲洗时,动作要轻柔,以免造成泪道机械性损伤及假道。③ 泪道冲洗注入液体时,若出现下睑水肿,表明冲洗时形成假道,应即刻拔出冲洗针头,停止冲洗。必要时应用抗菌药物,预防发生感染。

十一、球结膜下注射法 *

1. 操作方法及程序:① 嘱患者取仰卧位或坐位。

② 眼部滴用表面麻醉药。③ 以手指牵开眼睑。④ 常用注射部位为颞下方近穹窿部。⑤ 注射针头应与角膜缘平行刺入结膜下,缓缓注入药液。⑥ 拔出针头,滴抗生素眼药水或眼药膏。

2. 注意事项: ① 结膜下注射时谨防针头穿通眼球壁。② 除颞下方结膜下为常用的注射部位外,其他部位也可以作为注射部位。③ 多次注射时,可不断变换注射部位。④ 注射时,针头不能朝向角膜或距离角膜缘太近,以免发生危险。⑤ 结膜下注射可能会伤及结膜血管,引起结膜下出血。可对患者进行解释,不必惊恐,不会有严重后果,可予以热敷。

十二、清创缝合术(眼睑裂伤修复手术)*

1. 术前准备: ① 眼部滴抗生素眼药水。② 清洁面部。③ 伤口周围皮肤的清洁、消毒。

2. 麻醉: ① 局部浸润麻醉。② 如眼睑裂伤累及结膜,加表面麻醉。

3. 操作方法及程序

(1) 应尽早施行,争取伤口一期愈合。

(2) 清理创口、消毒、止血。

(3) 按眼睑裂伤部位和范围选用以下 4 种缝合方法: ① 部分厚度裂伤修复术: 适用于与皮纹一致的眼睑部分厚度裂伤。② 垂直性眼睑全层裂伤缝合术:

适用于与睑缘垂直的眼睑全层裂伤。③ 伴有皮肤缺损的裂伤修复术：适用于眼睑全层组织缺损或仅皮肤缺损。④ 睑缘撕脱伤缝合术：适用于睑缘撕脱伤。

（4）部分厚度裂伤修复术：① 用 5-0 或 6-0 黑色丝线行间断缝合，从深层向浅层逐层缝合。深层组织也可用 8-0 可吸收线间断缝合或水平褥式缝合。尽量自然对合，整齐对位，深度适宜，以减少术后瘢痕。② 结膜囊内涂抗生素眼药膏，皮肤缝线处涂酒精，以绷带轻加压包扎。③ 倒睫、裂伤创缘不整齐或有破碎的组织条尽量不剪除，以防术后发生睑外翻。

（5）垂直性眼睑全层裂伤缝合术：① 与睑缘垂直的眼睑全层裂伤应分层缝合。② 首先对合睑缘缝合。③ 睑板间断或连续缝合，不要穿过睑结膜。④ 8-0 可吸收缝线间断缝合眼轮匝肌。⑤ 5-0 尼龙线间断缝合皮肤。⑥ 术毕时，上睑裂伤缝合后轻加压包扎，下睑裂伤可行睑裂缝合，以免瘢痕收缩而形成睑外翻或眼睑闭合不全。

（6）伴有皮肤缺损的裂伤修复术：① 眼睑裂伤伴有较大皮肤缺损可行皮瓣移行、转位或带皮瓣等方法修复。② 也可采用游离植皮，取大于缺损 1/3 的耳后或大腿内侧部的全厚皮瓣进行修补，以防皮瓣收缩。

（7）睑缘撕脱伤缝合术：① 分离撕脱的睑缘组织。② 水平张力缝合，张力适宜。③ 缝合创缘。④ 轻加压包扎。

4. 注意事项： ① 术后注射破伤风抗毒素,全身应用抗菌药物,术后7日拆皮肤缝线,术后10日拆张力缝线;行睑缘缝合者,术后6至8个月剪开睑缘间粘连。② 眼睑血供丰富,损伤组织易存活,因此尽量保留眼睑组织。③ 须除外眼睑周围组织的损伤。④ 充分探查伤口的深部直到基底。⑤ 仔细查找组织内异物并彻底清除,特别是泥土、炸药和木质异物。⑥ 注意深部重要支持组织,如韧带、睑板、滑车和眶骨的损伤修复。

十三、结膜异物取出术 *

1. 操作方法及程序： ① 患者取坐位或仰卧位,表面麻醉。② 用蘸有生理盐水的棉签轻轻擦出异物。③ 嵌入结膜浅层的异物,如用棉签轻擦不出时,可用7号针头轻挑异物,然后再用蘸有生理盐水的棉签轻轻擦出异物。④ 取上睑睑板下沟的异物时,需翻转上睑,用蘸有生理盐水的棉签擦出异物。⑤ 术后需点抗生素眼药水。⑥ 结膜深层异物取出后,结膜有损伤者,术后涂抗生素眼药膏,包扎患眼,次日复查。

2. 注意事项： ① 上睑睑板下沟的异物,需翻转上睑才可查见。② 用棉签或针头时均需避开角膜,以免造成角膜损伤。

十四、角膜异物取出术 *

1. 术前准备：① 术前评估异物的部位、深浅、性质。② 结膜囊冲洗。

2. 麻醉：① 角膜表面和浅层异物取出可用表面麻醉。② 角膜深层异物取出可用表面麻醉、结膜下浸润麻醉、球后麻醉。

3. 操作方法及程序：① 角膜表面异物取出：患者坐于裂隙灯前，术者用手指分开眼睑，用沾有生理盐水的棉签蘸取异物。② 角膜浅层异物取出：患者坐位同前，如果用沾有盐水棉签蘸不出时，可用7号针头轻挑异物，注意针头"马蹄口"向上，针尖朝角膜缘方向。然后再用含盐水棉签轻擦出异物。③ 角膜深层异物取出：取位于实质深层的磁性异物时，患者坐于裂隙灯前，术者一手固定眼球，一手持手术刀，循异物入口方向切开其上的角膜组织，分离角膜暴露异物，然后用手持电磁铁吸出。取位于实质深层的非磁性异物时，以异物所在位置为中心，作一尖端向角膜缘的"V"形切口。以"V"形尖端为起点，作角膜板层分离，显露异物后用异物针挑出或用异物镊夹出，随即用生理盐水冲洗。取一端进入前房的实质异物如刺、木屑等时，应在手术显微镜下完成，异物若位于角膜中央，需充分缩瞳，在角膜周边作一全层切开的小切口,虹膜恢复器自切口伸入前房,将异物向外顶托,同时用异物镊从角膜表面垂直向外夹出异物;若异物位于房角附近,需充分缩瞳,按白内障囊外摘出手术方式,在角膜缘后界作 5~8 mm 长的切开,也可安置 1~2 条角巩膜预置缝线,翻开角膜瓣,暴露异物,用异物镊或无齿晶体镊夹出异物,关闭切口,术后点 1% 阿托品眼药水,结膜下注射抗生素,单眼包扎。④ 角膜浅、深层异物取出后都必须滴抗生素眼药水、眼药膏,单眼包扎,次日复查。

4. 注意事项: ① 金属异物取出后,角膜上如留有锈环,不能一次取出时,应待 24 h 后第二次取出。② 进入前房的异物取出后需每日换药,滴抗生素眼药水、涂抗生素眼药膏及散瞳,有缝线者于 10 日后拆除缝线。③ 异物取出后,发现房水外漏者,应作加压绷带包扎。

十五、眼睑结石取出术 *

1. 操作方法及程序: ① 患者取坐位或仰卧位,表面麻醉。② 操作者用左手翻转眼睑,充分暴露睑结膜。③ 然后用无菌针头依次剔出,使睑结膜表面夷平。④ 术后结膜囊内滴抗生素眼药水,并涂抗生素眼药膏。

2. 注意事项: ① 表面麻醉要充分。② 照明要好,操作要准确,避免损伤周围健康的结膜,有条件者可在裂隙灯下操作。③ 对小儿与不配合的患者,可采取卧位,头部固定,避免意外损伤眼球。④ 深层没有突出结膜表面的结石不宜过早剔除,否则造成负损伤形成瘢痕,反而增加异物感。

十六、睑腺炎切开引流术 *

1. 操作方法及程序: ① 一般无需麻醉,内睑腺炎时可用表面麻醉。② 外睑腺炎的切口应在皮肤表面,与睑缘平行,内睑腺炎的切口应在睑结膜面,与睑缘垂直。③ 外睑腺炎脓肿较大时,可放置引流条。④ 内睑腺炎如有肉芽组织,应带蒂剪除。⑤ 术毕盖眼垫,眼局部涂抗生素眼药膏。⑥ 术后第 2 日去除眼垫,眼局部换药。

2. 注意事项: ① 睑腺炎未形成脓肿时不要切开,否则容易使炎症扩散。② 如有全身症状或伴有其他部位感染,应全身使用抗菌药物。③ 睑腺炎切开时,应当做到动作轻、切开大,引流充分。④ 忌挤压病灶,以防炎症扩散。⑤ 外睑腺炎的切口与睑缘一致,可避免损伤眼轮匝肌,愈后无明显瘢痕。内睑腺炎的切口与睑缘垂直,可避免损伤临近的睑板腺。⑥ 应避免在睫毛根部做切口,以防术后发生倒睫。

十七、睑板腺囊肿摘除术 *

1. 术前准备：① 眼部滴抗生素眼药水。② 检查凝血功能。③ 清洁脸部。

2. 麻醉：① 表面麻醉。② 睑板腺囊肿周围皮下及穹隆部结膜下浸润麻醉。

3. 操作方法及程序：① 手术眼常规消毒、铺无菌巾。② 检查囊肿位置、数量,避免遗漏。③ 用睑板腺囊肿镊子夹住患处,翻转眼睑。④ 从睑结膜面以尖刀刺入并切开囊肿,切口且与睑缘垂直。⑤ 以小刮匙伸入切口,彻底刮除囊肿内容物。⑥ 以有齿镊夹住囊壁,用尖头剪剪除囊壁。⑦ 如睑板腺囊肿的囊壁靠近皮肤面,皮肤很薄,术中有破溃危险时,可从睑皮肤面做平行于睑缘的切口,进入囊腔。当去除囊壁后,缝合皮肤。⑧ 术毕时结膜囊内涂抗生素眼药膏,以眼垫遮盖四头带加压包扎。

4. 注意事项：① 术毕时可有少量出血,加压包扎后嘱患者用手掌压迫眼部 15 分钟,以防出血。② 术后次日眼部换药,涂抗生素眼药膏,以眼垫遮盖。皮肤有缝线者,术后 5 日可拆除。③ 如睑板腺囊肿破溃后形成肉芽肿,应先剪除后再刮除囊肿内容物。④ 老年人睑板腺囊肿,特别是睑缘复发性囊肿,对刮除物应做病理检查。⑤ 靠近内眦部囊肿切除时,可在泪小管内滞留泪道探针再手术,以免术中伤及泪小管。

十八、翼状胬肉切除术 *

1. 术前准备: ① 眼部滴抗生素眼药水 1~3 日。② 检查凝血功能。③ 向患者充分解释术后翼状胬肉复发及发生散光的可能。④ 清洁脸部。

2. 麻醉: ① 表面麻醉。② 结膜下浸润麻醉。

3. 操作方法及程序: ① 术眼常规消毒,铺无菌巾。② 根据胬肉情况选择手术类型:埋藏术、单纯切除术、联合手术等。③ 埋藏术将胬肉头颈分离,头部用 7-0 丝线做褥式缝合,并转移至上或下穹隆结膜下缝合固定。④ 单纯切除术将胬肉分离,剪除头颈部及体部结膜下增生组织。⑤ 联合手术是在胬肉分离的基础上联合结膜移植、黏膜移植、角膜干细胞移植、羊膜移植或角膜移植,以此处理术中暴露的巩膜或混浊的角膜,防止结膜再度增生。⑥ 如有条件者,手术最好在手术显微镜下进行。切除翼状胬肉的深度要适宜,清除病灶应彻底,切除胬肉的角膜表面尽量保持光滑,以便减少术后角膜散光及翼状胬肉复发。⑦ 术毕滴用抗生素眼药水,以无菌纱布遮盖。

4. 注意事项: ① 术后第 2 日起每日换药。如有组织移植片,则隔日换药 1 次。眼部滴抗生素和糖皮质激素眼药水,每日 3 次,持续 1~3 周。术后 5 日拆除结膜缝线。② 如有条件,术中局部应用 0.2%～0.4%丝裂霉素 C 眼药水,术毕时和术后 1、2 周时应用 β 射线照射手术区,可降低术后翼状胬肉复发率。③ 翼状胬肉明显充血时,应暂缓手术,以防复发。④ 翼状胬肉合并活动性沙眼者,应充分治疗沙眼后再进行手术,以防复发。⑤ 术后翼状胬肉复发,不宜在短期内施行第 2 次手术,以免加速胬肉发展。

临证处理规范

一、门诊临证处理规范

(一) 问诊

1. 一般情况:姓名、性别、年龄、职业、通信地址、电话等。

2. 主诉:眼别、眼部症状、性质、时间等。

3. 现病史:① 发病的时间与症状:问何时发病,单眼或双眼,属初发或复发,是否有时间性或季节性,起病急骤或缓慢,病情有无变化等。是以眵泪涩痛为主,或以视觉变化为主,以此初步辨别外障或内障、新感或旧疾等。② 发病原因:了解发病的原因,是属六淫疠气,或内伤七情,或饮食劳倦及外伤等因素。③ 治疗经过:详细了解以往治疗情况,作为辨治参考。④ 全身症状,注重与眼病相关系统疾病症状。

4. 既往史:注重眼病或与眼病相关的病史。

5. 药物过敏史:以往有无对某些药物、食物或化学物质过敏。

6. 个人史:饮食起居及生活习惯等。

7. 家族史:有无遗传性眼病或类似眼病。

(二)体格检查

1. 眼科检查: ① 视力:包括远视力(裸眼视力、矫正视力)、近视力(裸眼视力、矫正视力)检查。② 眼部检查,包括眼附属器检查、眼球前段检查、裂隙灯检查及检眼镜检查。③ 眼压:根据条件和病情选择眼压测量方法。现常采用非接触式眼压计测压法。

2. 特殊检查: 根据病情,必要时可采用特殊检查以明确诊断。

3. 全身检查及舌象脉象: 根据病情可做与眼病相关的全身检查。为辨证用药提供依据。

(三)病历书写

按照《中医病历书写规范》要求书写。

专科检查书写要求:应分清眼别,双眼分别记录,先右后左,内容包括远视力(裸眼视力、矫正视力)、近视力(裸眼视力、矫正视力)、眼位、眼睑、泪器、结膜、角膜、巩膜、前房、虹膜、瞳孔、晶状体、玻璃体、眼底、眼压等。门诊病历书写,可只记录有助于诊断的阳性体征及具有鉴别诊断意义的阴性体征,不必逐条记录。诊断必须包括病名和证型。

(四)医嘱

应包括辨证施治、处方用药、预防调护及复诊时间等。

二、病房临证处理规范

(一)非手术患者

1. 问诊: 同"门诊"。

2. 体格检查: ① 全身检查及舌象脉象:根据病情可做与眼病相关的全身检查。舌象脉象检查为眼病的辨证用药提供依据。② 眼科检查:同"门诊"。

3. 特殊检查: 根据病情需要可采用眼科特殊检查以明确诊断。

4. 病历书写: 按照《中医病历书写规范》要求书写。

眼科专科检查部分书写格式:应分清眼别,双眼分别记录,先右后左,内容包括远视力(裸眼视力、矫正视力)、近视力(裸眼视力、矫正视力)、眼位、眼睑、泪器、眼球、结膜、角膜、巩膜、前房、虹膜、瞳孔、晶状体、玻璃体、眼底、眼压等。诊断必须包含病名和中医证型。

5. 住院医嘱: 应包括辨证施治、处方用药,必要时由相关科室会诊后提出与眼科相关全身疾病的治疗原则及方案。

6. 出院医嘱: 包括辨证施治、处方用药、预防调护及复诊时间。

(二)手术患者

1. 问诊: 同非手术患者。

2. 体格检查：同非手术患者。

3. 特殊检查：同非手术患者。

4. 病历书写：同非手术患者。

5. 术前准备

（1）完善术前全身及局部检查。

（2）参与对患者本人或家属术前谈话，协助完成必须签署的同意书。

（3）开出术前医嘱。以白内障手术为例：① 长期医嘱：眼科护理常规、饮食（根据情况选择普通饮食、糖尿病饮食、低脂饮食等）、测血压。② 临时医嘱：术前用药（抗生素眼药水、扩瞳、镇静剂、麻醉药等），结膜囊冲洗及术后用药。

（4）明确助手的职责与任务：术前必须了解手术的目的与操作步骤，熟悉各种器械的性能及其应用。了解患者病情及对手术的心理准备情况。

6. 手术：① 洗手，穿隔离衣。② 术眼常规消毒、铺巾。③ 术中操作要敏捷而审慎，以防止并发症的发生。

7. 术后处理：① 术后应仔细观察患者症状、体征并及时汇报上级医生，执行相关医嘱。② 术后用药，如抗生素、糖皮质激素类、扩瞳、降眼压眼药水或眼膏等对症用药。③ 换药及拆线，常规术后第 2 日起每日换药，皮肤缝线一般 7～10 日拆除，结膜缝线一般 5～

7日拆除。

8. 出院医嘱： 应包括术后注意事项（如注意休息、合适体位、术眼眼球保护等）、处方用药（同术后用药）、预防调护及复诊时间。

三、急诊常见问题及其处理

1. 首先关注患者生命体征是否平稳，出现异常立即汇报上级医生并请相关科室会诊。

2. 眼痛：① 首先明确眼痛的部位、性质及持续时间，判断是否与所患眼病有关。② 测量视力、眼压，如有异常做进一步检查及对症处理。③ 若为术后患者，应检查是否有继发病变，如有异常对症处理。

3. 眼红

（1）结膜充血：位于结膜浅层，起于周边，颜色鲜红，呈树枝状，推之可动，点 0.1% 肾上腺素后，充血消失，主要见于暴风客热、天行赤眼、金疳等白睛浅层病变。

（2）睫状充血：位于结膜深层，环绕角膜周围发红，颜色紫暗，呈毛刷状，推之不动，点用 0.1% 肾上腺素后，充血不消退，主要见于聚星障、花翳白陷、混睛障、瞳神紧小等病变。

（3）结膜下出血：结膜下血管破裂或渗透性增加可引起。可见于眼部外伤、手术后，或自发性出血。

后者可发生在任何年龄组,偶尔有剧烈咳嗽、呕吐等病史。其他相关的病史有结膜炎症、高血压、动脉硬化、肾炎、血液病、某些传染病等。处置须针对病因治疗。可在 24~48 h 内局部冷敷,之后改为热敷,促进吸收,对患者做好解释工作,以消除其顾虑。

(4)眶内出血:首先明确有无外伤史或手术史。有外伤者,要详细检查有无眶骨骨折、眶内软组织挫伤、视神经挫伤等情况,根据情况,决定是否手术处理。有手术史者,要查明手术麻醉方式、手术过程、患者全身凝血状况等,根据情况,决定保守治疗或手术治疗。

中医眼科

下篇

针　　眼

针眼是指胞睑边缘生疖,形如麦粒,红肿痒痛,易成脓溃破的眼病,又称土疖、土疡、偷针。相当于西医学的麦粒肿,又称为睑腺炎。睫毛毛囊或附属的皮脂腺感染称外麦粒肿,睑板腺感染称内麦粒肿。病因大多为葡萄球菌,特别是金黄色葡萄球菌感染眼睑腺体而引起。

一、病因病机

1. 风热之邪直袭胞睑,滞留局部脉络,气血不畅,发为本病。

2. 喜食辛辣炙煿,脾胃积热,火热毒邪上攻,致胞睑局部酿脓溃破。

3. 余邪未清或脾气虚弱,卫外不固,又感风热之邪,则引起本病常反复发作。

二、诊断依据

1. 胞睑局部痒肿疼痛。
2. 胞睑近边缘扪及麦粒样硬结,疼痛拒按。
3. 3～5日红肿硬结表面出现黄白色脓头。

三、鉴别诊断

本病需与胞生痰核、眼丹相鉴别。

四、中医治疗

1. 治疗原则：未成脓者内外兼治，促其消散；已成脓者切开排脓。

2. 辨证论治

（1）风热客睑

【证候】眼睑局部肿胀，发痒，微红，可扪及硬结，压痛。头痛，发热，乏力。苔黄，脉浮数。

【治法】祛风清热，消肿散结。

【代表方】银翘散加减。

（2）热毒壅盛

【证候】眼睑红肿明显，灼热疼痛，硬结显著，甚者白睛浮肿。口渴喜饮，便秘溲黄。舌苔黄，脉浮数。

【治法】清热解毒，消肿止痛。

【代表方】仙方活命饮加减。

（3）脾虚夹实

【证候】针眼反复发作，红肿硬结不明显。神疲乏力，胃纳不佳，面萎黄。苔薄或无苔，脉细无力。

【治法】健脾益气，扶正祛邪。

【代表方】四君子汤加减。

3. 其他疗法

(1) 清热解毒眼药水如熊胆眼药水、黄芩眼药水、秦皮眼药水。

(2) 早期局部湿热敷,每次 10~15 min,每日 3~4 次,以便促进眼睑血液循环,缓解症状,促进肿块消散。

五、西医治疗

1. 每日滴用抗生素眼药水 4~6 次,反复发作及伴有全身反应者,可口服抗生素类药物,以便控制感染。

2. 当脓肿形成后,切开排脓。外针眼的切口应在皮肤面,切口与睑缘平行,如果脓肿较大,可放置引流条,每日换药至愈;内针眼的切口应在睑内面,切口与睑缘垂直。

3. 一旦发生脓毒扩散,应尽早全身使用足量的以抑制金黄色葡萄球菌为主的广谱抗生素,并对脓液或血液进行细菌培养或药敏实验,以选择更敏感的抗生素。同时要密切观察病情,早期发现眼眶与颅内扩散和败血症的症状,进行适当处理。

六、专科特色疗法

1. 针刺法:泻法为主,选太阳、风池、合谷、丝竹空,以疏风清热,消肿止痛;脾虚可加足三里、脾俞、胃俞。每日1次。

2. 放血法:耳尖或合谷、太阳穴,三棱针点刺放血,泻热止痛消肿,每日1次。

七、预防与调护

1. 注意眼睑局部卫生,不用脏手或不洁手帕揉眼。
2. 不要偏嗜辛辣、焦燥、肥甘之品,注意调节饮食。
3. 切忌挤压排脓,否则会使感染扩散,导致眼睑蜂窝织炎,甚至海绵窦脓毒血栓或败血症而危及生命。

胞 生 痰 核

胞生痰核是指胞睑内生硬核,触之不痛,皮色如常的眼病,又名疣病、睥生痰核。相当于西医学的睑板腺囊肿,也称霰粒肿。

睑板腺囊肿是睑板腺特发性无菌性慢性肉芽肿性炎症。它有纤维结缔组织包囊,囊内含有睑板腺分泌物及包括巨细胞在内的慢性炎症细胞浸润。在病理形态上类似结核结节,但不形成干酪样坏死。其形成可能由于慢性结膜炎或睑缘炎而致睑板腺出口阻塞,腺体的分泌物潴留在睑板内,对周围组织产生慢性刺激而引起。

一、病因病机

1. 脾失健运,湿痰内聚,上阻胞睑脉络,与气血混结而成本病。

2. 恣食辛辣厚味,脾胃蕴结湿热,灼湿生痰,痰热相结,阻滞脉络,以致气血与痰热混结于睑内,隐隐起核,发为本病。

二、诊断依据

1. 胞睑皮内可触及圆形硬核,压之不痛,与皮肤无粘连。

2. 翻转胞睑可见睑内呈紫红色或灰蓝色局限性隆起。

三、鉴别诊断

本病需与针眼相鉴别。

四、中医治疗

1. 治疗原则:硬核小者经治疗可消散;较大或有溃破趋势者宜用手术治疗;如已溃破生肉芽肿则应手术切除。

2. 辨证治疗

(1) 痰湿阻结

【证候】胞睑内生硬核,皮色如常,按之不痛,与胞睑无粘连,若大者硬核凸起,胞睑有重坠感,睑内呈灰蓝色隆起。舌苔薄白,脉缓。

【治法】化痰散结。

【代表方】化坚二陈汤加减。

(2) 痰热蕴结

【证候】胞睑生硬核同上证,睑内面呈紫红色隆起。舌苔黄,脉滑数。

【治法】清热化痰散结。

【代表方】清胃汤加减。

五、西医治疗

1. 小而无症状的睑板腺囊肿无须治疗,待其自行吸收。

2. 大者可通过热敷,或向囊肿内注射糖皮质激素促其吸收。

3. 如不能消退,应在局部麻醉下行睑板腺囊肿摘除术。

六、预防与调护

1. 若系老年人,术后复发且迅速增大者,须作病理检查以排除肿瘤。

2. 注意饮食调护,食辛辣煎炸不宜太过。

睑弦赤烂

睑弦赤烂是以睑弦红赤、溃烂、刺痒为临床特征的眼病。又称迎风赤烂、眦帷赤烂、风沿烂眼等。其临床特点为睑弦红赤、溃烂、刺痒。相当于西医学的睑缘炎,临床又分鳞屑性、溃疡性、眦部睑缘炎三种。

一、病因病机

1. 脾胃蕴热,复受风邪,风热合邪触染睑缘,伤津化燥。

2. 脾胃湿热,外受风邪,风、湿、热邪相搏,循经上攻睑缘而发病。

3. 心火内盛,风邪犯眦,引动心火,风火上炎,灼伤睑眦。

二、诊断依据

1. 眼睑弦刺痒灼痛。
2. 眦部、睑弦红赤,睫毛根部有鳞屑或溃疡。

三、鉴别诊断

鳞屑性睑缘炎表现为睑缘充血、潮红,睫毛和睑缘表面附着上皮鳞屑,睑缘表面有点状皮脂溢出,皮脂集于睫毛根部,形成黄色蜡样分泌物,干燥后结痂。去除鳞屑和痂皮后,暴露出充血的睑缘,但无溃疡或脓点。睫毛容易脱落,但可再生。患者自觉眼痒、刺痛和烧灼感。如长期不愈,可使睑缘肥厚,后唇钝圆,使睑缘不能与眼球紧密接触,泪点肿胀外翻而导致泪溢。

溃疡性睑缘炎睑缘有更多的皮脂,睫毛根部散布小脓疱,有痂皮覆盖,睫毛常被干痂粘结成束。去除痂皮后露出睫毛根端和浅小溃疡。睫毛毛囊因感染而被破坏,睫毛容易随痂皮脱落,且不能再生,形成秃睫。溃疡愈合后,瘢痕组织收缩,使睫毛生长方向改变,形成睫毛乱生,如倒向角膜,可引起角膜损伤。如患病较久,可引起慢性结膜炎和睑缘肥厚变形,睑缘外翻,泪小点肿胀或阻塞,导致泪溢。

眦部睑缘炎主要发生于外眦部。患者自觉眼痒、异物感和烧灼感。外眦部睑缘及皮肤充血、肿胀,并有浸润糜烂。邻近结膜常伴有慢性炎症,表现为充血、肥厚、有黏性分泌物。严重者内眦部也可受累。

四、中医治疗

1. 治疗原则：因其病势缠绵,须坚持治疗数日才能痊愈,且宜内外合治。

2. 辨证论治

（1）风热偏盛

【证候】睑弦红赤,睫毛根部有糠皮样脱屑,自觉灼热刺痒,干涩不适。舌红,苔薄,脉浮数。

【治法】祛风止痒,清热凉血。

【代表方】银翘散加减。

（2）湿热壅盛

【证候】睑弦红赤溃烂、痛痒并作,眵泪胶黏,睫毛成束,或倒睫,睫毛脱落。舌红,苔黄腻,脉濡数。

【治法】清热除湿,祛风止痒。

【代表方】除湿汤加减。

（3）心火上炎

【证候】眦部睑弦红赤糜烂,灼热刺痒,甚者眦部睑弦破裂出血。舌红,苔薄或无苔,脉细。

【治法】清心泻火。

【代表方】导赤散合黄连解毒汤加减。

五、西医治疗

1. 用生理盐水或3％硼酸溶液清洁睑缘,拭去鳞屑或除去脓痂和已经松脱的睫毛,清除毛囊中的脓液。再用涂有抗生素眼药膏的棉签在睑缘按摩,然后涂抗生素眼药膏。

2. 对于眦部睑缘炎,可滴0.25％～0.5％硫酸锌眼药水,每日 3～4 次。此药可抑制莫-阿双杆菌所产生的酶。

3. 适当服用维生素 B_2 或复合维生素 B 可能有所帮助。

六、专科特色疗法

1. 中药洗眼：可用地肤子、苦参、蛇床子、蒲公英各 30 克,煎水去渣外洗,每日 2～3 次。

2. 中药外敷：用制炉甘石粉、明矾、冰片按 5∶1∶1 比例混合,研成细末,用鸡子黄油调成糊状,局部外涂,每日 2～3 次。

七、预防与调护

1. 保持眼部清洁,避免风沙烟尘刺激。
2. 注意饮食调节,勿过食辛辣之品。
3. 凡屈光不正、视疲劳者,应及时矫治和注意眼的劳逸结合。
4. 注意营养和体育锻炼,增强身体抵抗力,保持大便通畅,减少烟酒刺激。

眼　　丹 *

眼丹又名眼痈、覆杯。是因热毒内蕴所致。以眼睑红肿高起、质硬,边界清楚,皮肤光滑,鲜红或涂丹为主要表现的急重外障疾病。本病发病急骤,进展较速,病情较重,常同时累及上下胞睑,大多数患者经适当治疗,病变可于数日内消退。如不及时治疗或治疗不当,病变可延续数周,甚至毒入营血而出现严重并发症。本病相当于西医学的眼睑蜂窝织炎。

一、病因病机

1. 脾胃蕴积热毒,复感风热之邪,结于胞睑,阻滞脉络,灼烁津液,遂发本病。
2. 胞睑不洁或外伤,邪毒触染,发为本病。
3. 重症针眼蔓延扩散,或眼睑外伤,颜面疮疡失治,毒邪蔓延,气血壅滞,蓄腐成脓。

二、诊断依据

1. 发病急骤,病情较重。
2. 患部剧痛或灼痛、压痛,伴有发热、头痛,甚则神昏。
3. 初起胞睑肿胀、高起,表面光滑,色红如丹,肿硬重坠,睁眼困难,患部边界清楚,有小疱疹,若病情加重,深部出现硬结,化脓破溃。
4. 耳前或颌下有核肿痛。

三、鉴别诊断

本病需与风赤疮痍、针眼相鉴别。

四、中医治疗

1. 治疗原则:本病为眼科急重症,应采用中西医结合治疗。未成脓时,内外兼治,热毒外袭为本病主要原因,故清热解毒为本病之基本治法,若毒入营血,神昏谵语,则又以清营凉血、开窍护神为要。已成脓者,须切开排脓。

2. 辨证论治

(1) 风毒束睑

【证候】病初起,胞睑漫肿微红,按之较软,痒痛并作;伴有身热,头痛恶风。舌淡红,苔薄白,脉浮数。

【治法】疏风消肿,清热解毒。

【代表方】银翘散加减。

(2) 热毒壅盛

【证候】胞睑漫肿而硬,皮色红赤如涂丹,甚至紫暗,焮痛如火灼;全身兼见壮热口渴,便秘溲赤。舌红苔黄,脉洪数。

【治法】清热解毒,活血消肿。

【代表方】仙方活命饮加减。

(3) 热入营血

【证候】胞睑漫肿焮热,色紫暗黑,疼痛剧烈;全身兼见身热烦躁,面红气粗。舌红绛,苔黄而糙,脉洪数。

【治法】清热解毒,凉血散瘀。

【代表方】犀角地黄汤合黄连解毒汤加减。

(4) 正虚邪留

【证候】胞睑局限脓肿,溃后脓液不尽,经久难愈;全身兼见面色少华,肢倦乏力;舌淡苔白,脉细弱。

【治法】益气养血,托毒排脓。

【代表方】托里消毒散加减。

五、西医治疗

必要时全身应用足量有效的抗生素治疗。

六、专科特色疗法

1. 湿热敷：早期用内服药渣再煎水作湿热敷,每日 2 次,每次 15 min。

2. 药物外涂：局部肿硬者外涂如意金黄散、磺胺类油膏、红霉素眼药膏或 10%～20% 樟脑软膏,选 1～2 种外涂患部。

七、预防与调护

1. 注意卧床休息;多饮开水;忌食辛辣炙煿及发物。
2. 避免寒冷刺激或创伤以防复发。

上 胞 下 垂*

上胞下垂是指上胞乏力不能升举,以致睑裂变窄,掩盖部分或全部瞳神而影响视瞻的眼病。又名睢目、侵风、眼睑垂缓、胞垂,严重者称睑废。本病可单眼或双眼发病,有先天与后天之分。

一、病因病机

1. 先天禀赋不足,命门火衰,脾阳不足,睑肌发育不全,胞睑乏力而不能升举。

2. 脾虚中气不足,清阳不升,睑肌失养,上胞无力提举。

3. 脾虚聚湿生痰,风邪客睑,风痰阻络,胞睑筋脉迟缓不用而下垂。

二、诊断依据

1. 两眼向前平视时,上胞遮盖黑睛上缘超过2 mm,睑裂变窄。

2. 紧压眉弓,上胞抬举困难。

三、中医治疗

1. 治疗原则:本病因先天所致,应用药物治疗效果不佳者,宜行手术矫治;后天性者在内服中药的基础上,常配合针灸治疗。

2. 辨证论治

(1) 先天不足

【证候】自幼双眼上胞垂下,无力抬举,明显睑裂变窄,视瞻时昂首举额,扬眉张口,或以手提上睑方能视物;全身可伴疲乏无力,面色无华,畏寒肢冷,小便清长。舌质暗,苔薄,脉沉细。

【治法】温肾健脾。

【代表方】右归饮加减。

(2) 脾虚气弱

【证候】上胞提举乏力,掩及瞳神,晨起或休息后减轻,午后或劳累后加重;严重者,眼珠转动不灵,视一为二;全身常伴有神疲乏力,食欲不振,甚至吞咽困难等。舌淡,苔薄,脉弱。

【治法】升阳益气。

【代表方】补中益气汤加减。中成药可予补中益气丸。

(3) 风痰阻络

【证候】上胞垂下骤然发生,眼珠转动不灵,目偏视,视一为二;头晕,恶心,泛吐痰涎。舌苔厚腻,脉弦滑。

【治法】祛风化痰,疏经通络。

【代表方】 正容汤加减。

四、西医治疗

先天性以手术治疗为主,后天性应先进行病因治疗或药物治疗,系统治疗半年以上无效再考虑手术,手术如提上睑肌缩短术或额肌悬吊术。

五、专科特色疗法

针刺治疗:主穴:百会、阳白、上星、攒竹、鱼腰、丝竹空、风池。先天不足者,加关元、肝俞、三阴交、神阙;脾虚气弱者,加足三里、脾俞、胃俞、气海;风痰阻络者加丰隆、太冲、申脉。皆根据虚实施以补泻。每日1~2次,10日为1个疗程。

六、预防与调护

本病一般病程较长,患者需要耐心调治,如果因复视而头晕目眩,可遮盖患眼。注意避风寒,多休息,忌食肥甘厚味,以免助湿生痰,经半年治疗不见好转者可考虑手术治疗。

椒 疮*

椒疮是指胞睑内面颗粒累累,色红而坚,状若花椒的眼病。相当于西医学的沙眼。本病的发生与环境卫生、个人卫生、生活条件等有关。多双眼发病,病程较长,可迁延数年,具有传染性。椒疮在我国曾流行甚广,为致盲的主要疾病之一。由于对该病开展了长期广泛的防治工作,其发病率已大为降低,并发症与后遗症减少,但少数卫生及医疗条件差的边远山区发病率依然不低。

一、病因病机

外感风热毒邪,内有脾胃积热,内外邪毒上壅胞睑,脉络阻滞,气血失和,与邪毒瘀积而成。

二、诊断依据

多数沙眼可根据乳头、滤泡、上皮角膜炎、血管翳、角膜缘滤泡、Herbert 小凹等特异性体征做出诊断。由于早期沙眼的诊断较困难,有时只能诊断"疑似沙眼"。WHO 要求诊断沙眼时至少符合下述标准中的 2 条:① 上睑结膜 5 个以上滤泡。② 典型的睑结膜瘢痕。③ 角膜缘滤泡或 Herbert 小凹。④ 广泛的角膜血管翳。

除了临床表现,实验室检查可以确定诊断。沙眼细胞学的典型特点是可检出淋巴细胞、浆细胞和多形核白细胞,但细胞学检查的假阳性率较高。

结膜刮片染色可检测沙眼包涵体。荧光抗体染色、酶联免疫测定、聚合酶链反应都有较高敏感性和特异性。

三、鉴别诊断

本病需与粟疮相鉴别。

四、中医治疗

1. 治疗原则：本病当内外兼治。轻症以局部点药为主；重症则宜配合内治，必要时还须辅以手术。并发症和后遗症应对症治疗。

2. 辨证论治

（1）风热客睑

【证候】眼微痒不适，干涩有眵，胞睑内面脉络模糊，眦部红赤，有少量颗粒，色红而坚，状如花椒，或有赤脉下垂。舌尖红，苔薄黄，脉浮数。

【治法】疏风清热。

【代表方】银翘散加减。

（2）热毒壅盛

【证候】眼灼热痒痛，羞明流泪，沙涩难睁，眼眵较多，睑内脉络模糊，红赤明显，颗粒丛生，并见粟样颗粒，赤脉下垂。舌红苔黄，脉数。

【治法】清热解毒，疏风散邪。

【代表方】除风清脾饮加减。

（3）血热瘀滞

【证候】眼内刺痛灼热,沙涩羞明,流泪眵多,胞睑厚硬,重坠难开,睑内红赤,颗粒累累成片或有白色条纹,赤膜下垂或血翳包睛,视物不清。舌质暗红苔黄,脉数。

【治法】清热凉血,活血化瘀。

【代表方】归芍红花散加减。

3. 其他疗法：可选用清热解毒眼药水,如0.5%熊胆眼药水滴眼,每次1～2滴,每日4次。

五、西医治疗

包括全身和眼局部药物治疗及对并发症的治疗。

局部选用0.1%利福平滴眼剂、0.1%酞丁胺滴眼剂或0.5%新霉素滴眼剂等点眼,每日4次。夜间使用红霉素类、四环素类眼药膏,疗程最少10～12周。急性期或严重的沙眼应全身应用抗生素治疗。眼珠干燥者,可滴人工泪液等眼药水。睑弦内翻及倒睫卷毛严重者,可行睑内翻倒睫矫正术。

六、专科特色疗法

椒疮颗粒累累者,可用海螵蛸棒摩擦法。

七、预防与调护

椒疮是一种常见的慢性传染性疾病,其毒邪常附着在患眼的分泌物及泪液中,经手、毛巾、水源等传染给他人和健眼,应加强防治。

1. 大力开展卫生宣传教育,把本病的危害性、传染途径、诊断与治疗方法向群众宣传,进行群众性的普查和防治。

2. 改善环境卫生和个人卫生,提倡一人一巾,水源充足的地方提倡流水洗脸。患者的洗脸用具要与健康人分开使用,尤其是服务行业的洗脸用具,必须严格消毒后使用,以免引起交叉感染。重症椒疮患者不宜去游泳场馆游泳。

3. 饮食宜清淡,忌辛辣刺激,戒除烟酒。

粟　疮 *

粟疮是指以胞睑内面颗粒丛生,色黄而软,状如粟米为临床特征的眼病。相当于西医学的结膜滤泡症或滤泡性结膜炎。

一、病因病机

1. 脾胃湿热内蕴,或湿邪郁久化热,上攻胞睑所致。

2. 脾胃湿热，复受风邪，风邪与湿热相搏，壅阻于胞睑而发病。

二、诊断依据

1. 患眼微痒或不痒。
2. 胞睑内面颗粒色黄，半透明，大小均匀，排列整齐。

三、鉴别诊断

结膜滤泡症和滤泡性结膜炎均见以下眼睑为主的睑内面色黄颗粒、半透明、大小均匀、排列整齐。愈后不留瘢痕。结膜滤泡症无症状或微感痒涩；滤泡性结膜炎眼痒羞明有异物感，多伴白睛红赤，眵泪黏稠，睑内血脉模糊，条缕不清。

四、中医治疗

1. 治疗原则：若下睑内仅有色黄白、半透明、大小均匀、排列整齐的粟米样颗粒，无需治疗。如见白睛微红，并有眼眵时可辨证治疗。

2. 辨证论治

（1）湿热壅阻

【证候】睑内红赤磨痛，羞明流泪，眵多黏稠，睑内红赤，颗粒丛生，色黄而软，大小均匀，排列整齐，白睛红赤;可伴腹胀纳差,便溏不爽。舌红,苔黄腻,脉濡数。

【治法】清热利湿。

【代表方】甘露消毒饮加减。

(2) 湿热兼风

【证候】眼痒涩难睁,灼热磨痛,羞明流泪,眼眵黏稠,胞睑轻度肿胀,白睛及睑内红赤较甚,睑内黄白色颗粒累累。舌红,苔薄黄,脉数。

【治法】祛风清热除湿。

【代表方】除风清脾饮加减。

3. 其他疗法：局部滴眼如 0.5% 熊胆眼药水点眼,每日 4~6 次。

五、西医治疗

治疗诱发此病的潜在性疾病。局部糖皮质激素滴眼剂点眼,结核菌体蛋白引起的滤泡性结膜炎对糖皮质激素治疗敏感,使用后 24 h 内主要症状减轻,继用 24 h 病灶消失。伴有相邻组织的细菌感染要给予抗生素治疗。补充各种维生素,并注意营养,增强体质。对于反复束状角膜炎引起角膜瘢痕导致视力严重下降的患者可以考虑行角膜移植治疗。

1. 滴眼药水：可选用抗生素眼药水点眼。均可配合激素类眼药水点眼,可选用 0.5% 醋酸可的松眼药水或 0.025% 地塞米松眼药水。

2. 涂眼药膏：如四环素可的松眼药膏，可晚上睡前涂用。

3. 其他：分泌物多者，可用3%硼酸溶液或0.9%氯化钠注射液冲洗结膜囊。

六、预防与调护

1. 本病具有一定传染性，其毒邪附于患眼的分泌物中，对分泌物多者，应注意隔离消毒，以免传染。

2. 养成良好的卫生习惯，不用脏手和衣巾擦眼。洗脸用具分开使用，提倡一人一巾一盆，以免互相传染。

流 泪 症

流泪症系泪液常越过睑弦而外流的总称。流泪症病名繁多，有针对流泪病因命名的，如迎风流泪；有根据流泪的程度不同而命名，如目泪不止；亦有根据流泪冷热性质不同而分别命名为冷泪、热泪。热泪多为外障眼疾而伴有患眼赤痛的症状之一；若外障眼疾经治疗而减轻，则热泪也随之减轻或消失。冷泪则指目无赤痛翳障而经常流泪，或迎风流泪，泪液清稀。本病多见于冬季和春季，可单眼或双眼发病，好发于年老体弱者，尤多见于妇女。以下重点讨论冷泪症。冷泪症类似于西医学的泪溢，多因泪腺分泌功能亢进,泪小点位置、大小异常,泪道狭窄或阻塞等引起。

一、病因病机

1. 肝血不足,泪窍不密,风邪外袭而致泪出。
2. 气血不足,或肝肾两虚,不能约束其液而流泪。

二、诊断依据

1. 流泪。
2. 冲洗泪道时,泪道通畅,或者通而不畅,或不通,但均无黏液从泪窍溢出。

三、鉴别诊断

本病表现为流泪,故应与漏睛相鉴别。

四、中医治疗

1. 治疗原则:补肝肾益气血,祛风止泪;若泪窍已经阻塞,宜行手术治疗。

2. 辨证论治

(1) 肝肾两虚,约束无权

【证候】眼泪常流,拭之又生,泪液清稀,兼头晕耳鸣,腰膝酸软。脉细弱。

【治法】养肝益肾,固摄止泪。

【代表方】左归饮加减。中成药可予杞菊地黄丸。

（2）气血不足,收摄失司

【证候】患眼不红不痛,流泪频频,泪液清稀;兼有面色不华,神疲体倦,健忘怔忡,头晕。舌淡,脉虚。

【治法】益气养血,固摄止泪。

【代表方】八珍汤加减。中成药可予十全大补丸、归脾丸。

（3）肝血不足,复感风邪

【证候】患者平素无迎风流泪或无时泪下,突然冷泪频溢,患眼无红无痛,或兼头痛鼻塞。冲洗泪道时,冲洗液大部分流入咽喉。

【治法】补养肝血,祛风散邪。

【代表方】止泪补肝散加减。中成药可予防风通圣丸。

3. 其他疗法：局部点八宝眼药,或点外障眼药水、千里光眼药水。

五、西医治疗

泪道通而不畅者,可用生理盐水冲洗,必要时可行泪道探通术。若完全不通者,需考虑手术治疗,如采用泪点扩张术、泪小管吻合术、泪道硅胶留置治疗、激光治疗和泪囊鼻腔吻合术等。

六、专科特色疗法

1. 洗眼法：选用大青叶20克,金银花15克,蒲公英30克,菊花15克等清热解毒之品,煎汤熏洗患眼,每日2～3次。

2. 针刺治疗：取睛明、攒竹、承泣、风池、肝俞、肾俞等穴。虚证用补法,并酌情加灸。风邪外束型用平补平泻法,但眼周穴不宜过多提插。耳针：取眼、肝、目1、目2,强刺激,留针30分钟。若泪道未完全阻塞者,配合针刺睛明穴,效果甚佳。方法：取同侧睛明穴进针,轻度捻转,以出现酸麻胀为度,留针10～15分钟。每日或隔日1次。如泪液较多,可将针用火烧热,待温后再针。

七、预防与调护

1. 户外工作者,可戴防护眼镜,减少风沙对眼睛的刺激。

2. 增强体质,或作睛明穴按摩,有助于改善流泪症状。

漏　睛

漏睛是指内眦部常有黏液或脓汁自泪窍外漏为特征的眼病。又名目脓漏(《诸病源候论·目病诸候》)。相当于西医学之慢性泪囊炎。现代医家认为,漏睛是一种常见病,成人或老年人最多,青年及儿童则较少,女性多于男性。有一眼独病者,也有两眼俱病者,但以一眼独病为多。多为椒疮的常见合并症之一,并有可能演变为漏睛疮。另外,邪毒长期伏于内眦,脓汁不尽,若行眼部手术或目珠外伤,尤其黑睛破损,邪毒乘隙而入,可继发凝脂翳、黄液上冲等严重变症。

一、病因病机

1. 外感风热,停留泪窍,泪道不畅,泪液受灼,使变稠浊,满溢而出。

2. 心经伏火,脾蕴湿热,流注经络,上攻泪窍,热伏日久,积聚成脓,浸渍于内眦之间。

3. 心脾积热,复感风邪,内外合邪,壅塞络脉,搏结于内眦而成。

二、诊断依据

1. 除流泪外,内眦角常有黏液或脓液积聚。

2. 按压睛明穴下方部位,可见黏液或脓汁自泪窍溢出。

3. 冲洗泪道,有黏液或脓液返流。

三、鉴别诊断

本病常表现为流泪,故应与流泪症相鉴别。

四、中医治疗

1. 治疗原则:本病为邪深久伏所致的顽固眼病,辨证主要是以局部症状为主,结合全身情况。发病初期,脓汁量少清稀者,多为风热停留泪窍,以祛风清热为主;眦部红赤,脓稠黏浊者,多为心脾湿热上攻泪窍,以清热除湿为主;风热引动内火者,可参照二者施治。缠绵日久,常有清稀脓汁流出者,多正虚邪留,则应攻补兼施。同时要重视外治法,如用点眼剂、泪道冲洗等方法。对日久不愈者,可考虑手术治疗。

2. 辨证论治

(1) 风热停留

【证候】内眦头皮色如常,或睛明穴下方稍显隆起,按之不痛,但见有少量浊黏泪液自泪窍溢出,或按之而出。自觉隐涩不舒,时而泪出,或时觉有涎水粘睛。

【治法】疏风清热。

【代表方】白薇丸加蒲公英。

(2) 心脾湿热

【证候】内眦头微红,稠黏脓液常自泪窍溢出,浸渍睑眦,拭之又生,尿赤。苔黄腻。

【治法】清心利湿。

【代表方】竹叶泻经汤加减。

（3）正虚邪恋

【证候】漏睛日久,内眦头不红不肿,按之不痛,唯清稀浊液自泪窍沁沁而出,绵绵不已,头晕乏力。苔薄,脉细弱。

【治法】扶正托毒。

【代表方】治风黄芪汤加减。

3. 其他疗法：① 外用清热解毒类眼药水,每日3次。② 可用1‰双黄连水冲洗泪道,每日或隔日1次。

五、西医治疗

1. 泪道冲洗：用抗生素类药液冲洗泪道,每日1次,以清热排脓。经泪道冲洗和药物治疗,脓性分泌物已消失一段时间后,可试行泪道探通术,探通时必须小心,力戒粗暴,以防损伤泪窍,形成假道,若探通数次无效者,即不必继续。

2. 手术治疗：经药物治疗不愈者可考虑手术,包括鼻腔泪囊吻合术,或泪囊摘除术,或泪道激光成形术等。

六、专科特色疗法

1. 洗眼法：选用大青叶20克,金银花15克,蒲公英30克,菊花15克等清热解毒之品,煎汤熏洗患眼,每日2~3次。

2. 针刺治疗: 可取合谷、曲池、攒竹、丝竹空、睛明、瞳子髎、风池、太阳、外关、少泽、少商、迎香、临泣、后溪、阳谷。每次选3~4穴,每日针1次。耳针,取眼、肝、目2、肺穴,留针20~30分钟,可间歇捻转,每日1次。

七、预防与调护

1. 对椒疮重症、鼻齄或流泪症患者,应及时治疗,防止并发漏睛,并注意检查是否已患本病,以便早期治疗。

2. 凡施行眼部手术前,均应排除本病,以免威胁目珠安全。若患有本病者,必须适当治疗后,方可手术。

3. 本病治疗时间较长,必须坚持经常用药。在点外用药前,先必须按压内眦部,将浊液排净后用药效果方好。

4. 忌食辛辣炙煿等食物,以防脾胃积热,突发漏睛疮。

漏 睛 疮

漏睛疮是指内眦睛明穴下方突发赤肿硬痛高起,

继之溃破出脓为特征的眼病。《证治准绳·杂病·七窍门》称溃后成漏者为"大眦漏",故又名大眦漏。该病名见于《医宗金鉴·外科心法要诀·漏睛疮》。本病女性多见,多为单眼发病。可由漏睛演变而来,亦可突然发生。由于本病发病部位同漏睛,而又有红肿出脓等疮疡的特征,故名漏睛疮。相当于西医学之急性泪囊炎。

一、病因病机

1. 心经蕴热或素有漏睛,热毒内蕴,复为风邪所袭,引动内火,内外合邪,壅塞络脉,风热搏结于内眦而成。

2. 素嗜辛辣炙煿,心脾热毒壅盛,循经上攻目内眦,致气血凝滞,营卫不和,经络阻塞,结聚成疮,进一步则热胜肉腐,肉腐为脓而溃,或成漏。

3. 肾阴不足,虚火上炎,或气血不足,邪气留恋,则可反复发作缠绵不愈。

二、诊断依据

1. 发病较急,睛明穴下方皮肤红肿高起,疼痛剧烈。重者红肿可波及同侧面部及胞睑。
2. 数日后红肿局限,局部破溃脓出。
3. 患者多有漏睛病史。

三、鉴别诊断

本病红肿热痛皆具而又波及胞睑时,常易与胞睑疾病如生于内眦附近的针眼及胞肿如桃相混淆。其主要鉴别点在于漏睛疮是同侧泪道冲洗不通,而其他疾患一般通畅无阻。另外,漏睛疮红肿压痛的部位中心是在目内眦睛明穴下方而非胞睑之上。

四、中医治疗

1. 治疗原则:本病起病急骤,来势较猛,必须及时防治。原则上未成脓时宜内治,以消散为主。如已成脓,则配合外治切开排脓。一般初发不甚坚硬而速溃者易治,成漏者难敛。若溃后排出黏白或黄白色脓汁者为顺,流青黑腥秽脓水者为逆。

2. 辨证论治

(1) 风热上攻

【证候】患处红肿疼痛高起,泪多,头痛,恶寒发热。苔薄黄,脉浮数。

【治法】疏风清热,消肿散结。

【代表方】驱风散热饮子加减。

(2) 热毒炽盛

【证候】患处红肿高起,坚硬拒按,疼痛难忍,红肿漫及面颊胞睑,身热心烦,口渴思饮,大便燥结。舌质红,苔黄燥,脉洪数。

【治法】清热解毒,消疮散结。

【代表方】黄连解毒汤加减。

(3) 正虚邪留

【证候】患处时有小发作,微红微肿,稍有压痛,但不溃破,或溃后漏口难敛,脓汁少而不绝,面色白,神疲乏力。舌淡苔薄,脉弱无力。

【治法】托里排毒。

【代表方】托里消毒散加减。

3. 其他疗法:① 外用清热解毒类眼药水,每日3次。② 早期局部湿热敷,每日2~3次。

五、西医治疗

1. 滴眼药水:可用抗生素眼药水滴眼,每日3次。

2. 切开排脓:已成脓者,应切开排脓,并放置引流条,每日换药,待脓尽伤口愈合。也可考虑手术治疗,如泪囊摘除并切除瘘管。

3. 抗炎治疗:全身可选用抗生素或磺胺类药,根据病情选择口服、静脉给药或肌肉注射等。

六、专科特色疗法

1. 选用大青叶 20 克,金银花 15 克,蒲公英 30

克,菊花15克等清热解毒之品,煎汤熏洗患眼,每日2～3次。

2. 未成脓者,可用紫金锭调和外敷,或选用新鲜芙蓉叶、野菊花、马齿苋、白花蛇舌草等一二味洗净捣烂外敷,以清热解毒,促其消散。亦可加用湿热敷。

3. 已成脓者,应切开排脓,并放置引流条。亦可掺用九一丹药捻。每日换药,待脓尽,除去引流条,使切口愈合。

4. 针刺治疗,可取合谷、曲池、攒竹、丝竹空、睛明、瞳子髎、风池、太阳、外关、少泽、少商、迎香、临泣、后溪、阳谷。每次选3～4穴,每日针1次。耳针,取眼、肝、目2、肺穴,留针20～30分钟,可间歇捻转,每日1次。

七、预防与调护

1. 有漏睛,或漏睛疮正虚邪恋者,忌食辛辣炙煿等刺激性食物,以防引发漏睛疮或使其急性发作。

2. 本病发病迅猛,应及早治疗以求消散,以免溃后成漏,终不免手术,失去排泪功能,而终身溢泪。

3. 病处危险三角区,急性发作时不可挤压患处,以免脓毒扩散,造成走黄,毒陷心包而成危症。

暴风客热

暴风客热是一种因风热之邪突然侵目，白睛猝然红肿热痛、生眵流泪、痒痛交作的急性外障眼病。本病多发于春、夏、秋季，常通过接触传染，感染力极强，易造成广泛流行。常双眼同时或相隔1～2日发病。一般发病3～4日，病情即达高潮，随即逐渐减轻，10～14日后可痊愈。相当于西医学细菌感染所致的某些急性卡他性结膜炎和过敏性结膜炎。

一、病因病机

风热之邪侵袭，客于内热阳盛之体，内外合邪，风热相搏，客留肺经，上犯白睛，猝然发病。

二、诊断依据

1. 发病急骤，双眼或先后发病，有接触史。
2. 眼红，流泪，异物感，脓性分泌物，晨起附着睫毛将上下眼睑粘合在一起，视力无明显异常。
3. 眼睑红肿，睑结膜及上下穹窿结膜充血呈鲜红色，严重者球结膜下出血。
4. 结膜囊内大量脓性分泌物，有时形成假膜，但易去除而无溃疡，可与白喉性假膜鉴别。

5. 角膜透明,房水清,瞳孔无异常。

6. 结膜囊分泌物涂片或结膜刮片见大量中性粒细胞和细菌。

三、鉴别诊断

本病起病急,目红,须与天行赤眼、绿风内障相鉴别。

四、中医治疗

1. 治疗原则:本病治疗以清热祛邪为原则,多用疏风散邪、清热泻火解毒、清肝明目、活血祛瘀、清热养阴等治疗方法。

2. 辨证论治

(1) 风重于热

【证候】胞睑微红,白睛红赤,痒涩并作,羞明多泪,伴见头痛鼻塞或恶风发热。舌苔薄白或薄黄,脉浮数等。

【治法】疏风解表。

【代表方】羌活胜风汤加减或银翘散加减。

(2) 热重于风

【证候】胞睑红肿,白睛红赤壅肿,赤痛较甚,热泪如汤,眵多胶黏,怕热畏光,口干溺黄。甚则可有大便干结,烦躁不宁。舌红苔黄,脉数。

【治法】清热泻火,兼以疏风。

【代表方】泻肺饮加减。

(3) 风热并重

【证候】胞睑红肿,白睛红赤壅肿,睑内面或有伪膜,患眼沙涩、灼热、疼痛、泪多眵结,或有头痛鼻塞,或口渴思饮,或便秘溲赤。舌红苔黄,脉数有力。

【治法】祛风清热,表里双解。

【代表方】防风通圣散加减。

(4) 邪热伤阴

【证候】病后十余日,白睛红赤未尽,眼部干涩不爽。舌质红少津,脉细数。

【治法】养阴清热。

【代表方】养阴清肺汤加减。

五、西医治疗

1. 根据不同的致病菌,选择多种抗生素眼药水点药,如 0.25% 氯霉素、0.5% 新霉素、0.1% 利福平、0.25%~0.5% 庆大霉素、10% 磺胺醋酰钠、丙环沙星、氧氟沙星、诺氟沙星、妥布霉素等,根据病情轻重,选择 1~2 种抗生素眼药水,每隔 2~3 h,或每隔 1 h 点眼 1 次,睡前涂抗生素眼药膏,如红霉素眼药膏、四环素眼药膏、金霉素眼药膏等,并发角膜炎时按角膜炎治疗原则处理。

2. 分泌物较多时,生理盐水或2%～3%硼酸液冲洗结膜囊,有假膜者,可用蘸有生理盐水的棉签除去假膜后再冲洗。若分泌物不多时,可用消毒棉签蘸上述溶液清洁患眼。

3. 炎症刺激症状较重者,可用冷敷,但如并发角膜损害则不宜冷敷。

4. 局部选用皮质类固醇激素,如0.5%醋酸可的松眼药水,0.025%地塞米松眼药水等。

5. 病情急重者全身使用抗生素。

六、专科特色疗法

1. 吹鼻法：以吹鼻散加减（薄荷、鹅不食草各15克,青黛、川芎各30克,共研细末,密贮备用)吹鼻。

2. 针刺治疗：① 体针法,取风池、太阳、睛明、合谷、曲池、攒竹、丝竹空、瞳子髎,每次3～4穴,每日1次。针刺以取手阳明大肠经、足厥阴肝穴为主。毫针刺用泻法,旨在清泻风热,消肿定痛。目为肝之外窍,阳明、太阳、少阳经脉均循行目部。合谷、曲池调和阳明经气以泄风热；睛明为太阳、阳明交会穴,可泄患部之郁热；攒竹为太阳经穴位,主治目赤肿痛,目视不明；流泪；丝竹空为手少阳三焦经腧穴,主治目赤肿痛,头痛；瞳子髎为手太阳、手足少阳经交会穴,能治目赤肿痛。② 耳针法,取穴：眼、肝、肺,留针20～30

分钟,可间歇捻转。用 0.5 寸短柄毫针在患侧耳穴、耳尖进针捻转 15 分钟,强刺激,不留针。后进针,手挤压局部,挤出血液 2～3 滴。

3. 放血疗法: 眉间、眉弓、耳尖、太阳等穴处,皮肤常规消毒。用三棱针点刺放血,可泻热消肿。

4. 挑刺法: 可在肩胛间按压痛点,或大椎穴两旁 0.5 寸处选点挑刺。或取坐位,在背部寻找 1～4 个皮下出血点,常规消毒,用六号半针头对准出血点挑断皮下纤维,挤出 1～2 滴血,消毒棉球轻压片刻。每日 1 次,用于本病发病 5 日以内者。

七、预防与调护

1. 平素注意个人卫生,不用手揉擦眼部。

2. 若已患病,用具应进行煮沸消毒,特别是患者的手帕、面盆、毛巾及患者用过的眼药水。

3. 若一眼患病,另一眼需要防护,以免患眼分泌物流入健眼。

4. 医生为患者检查治疗后,应进行消毒处理,以免交叉感染。

5. 发病时,在家庭和集体生活中应严加注意消毒、隔离,防止流行。患者不应去游泳池、浴室、理发店等公共场所。

6. 饮食宜清淡,少食辛辣发物,以免加重病情。

天行赤眼

天行赤眼是指外染疫疠之气,白睛暴发红赤、点片溢血,累及双眼,能迅速传染并引起广泛流行的眼病。类似于西医学的流行性出血性结膜炎。

《银海精微·卷之上》指出:"天行赤眼者,谓天地流行毒气,能传染于人。""一人害眼传于一家,不论大小皆传一遍。"传播系通过接触传染,主要方式为患眼—手—物品—手—健眼和患眼—水—健眼。

一、病因病机

本病多因猝感疫疠之气,疫热伤络,或肺胃积热,肺金凌木,侵犯肝经,上攻于目而发病。

二、诊断依据

根据流行病学、病史、临床症状、体征,结合结膜细胞学检查作出临床诊断。

1. 潜伏期短,多在接触传染源后1～2日内发病,病程7～10日。

2. 多双眼发病,眼部症状比急性卡他性结膜炎重,部分患者有头痛,全身发热,乏力,肌肉痛及下肢麻痹等。

3. 眼睑红肿,睑球结膜高度充血水肿,结膜下有点状、片状或弥漫性出血,出血呈鲜红色,多位于穹窿部及球结膜。分泌物为水样。

4. 角膜知觉减退,角膜上皮点状浸润,少数可有上皮下实质浅层侵润混浊,前部色素膜炎。可有视神经炎等。

5. 耳前或颌下淋巴结肿大、压痛。

6. 病毒培养分离可确定诊断。

三、鉴别诊断

本病需与流行性角结膜炎、急性卡他性结膜炎、衣原体性结膜炎相鉴别。

四、中医治疗

1. 治疗原则:清热为主,勿伤正气;内服、外点同用;预防为主,防止重复、交叉感染。

2. 辨证论治

(1) 初感戾气

【证候】患眼碜涩灼热,羞明流泪,眼眵稀薄,胞睑微红,白睛红赤、点片状溢血;发热头痛,鼻塞,流清涕,耳前颌下可扪及肿核。舌质红,苔薄黄,脉浮数。

【治法】疏风清热。

【代表方】疏风散热饮子加减。

(2) 热毒炽盛

【证候】患眼灼热疼痛,热泪如汤,胞睑红肿,白睛红赤壅肿、弥漫溢血,黑睛星翳;口渴心烦,便秘溲赤。舌红,苔黄,脉数。

【治法】泻火解毒。

【代表方】普济消毒饮加减。

3. 其他疗法:0.2%鱼腥草眼药水,每日6次,症状严重者可1小时2次。

五、西医治疗

可选抗病毒眼药水如利巴韦林眼药水、阿昔洛韦眼药水等,配合抗生素眼药水滴眼。

六、专科特色疗法

1. 洗眼法:选用大青叶20克,金银花15克,蒲公英30克,菊花15克等清热解毒之品,煎汤熏洗患眼,每日2~3次。

2. 针刺法:可取合谷、曲池、攒竹、丝竹空、睛明、瞳子髎、风池、太阳、外关、少商,每次选3~4穴,每日针1次。放血疗法,点刺眉弓、眉尖、太阳穴、耳尖、放血2~3滴以泻热消肿,每日1次。耳针,取眼、肝、目2、肺穴,留针20~30分钟,可间歇捻转,每日1次。

七、预防与调护

1. 注意个人卫生,不用脏手、脏毛巾揉擦眼部。
2. 对急性期的患者,其手帕、毛巾、脸盆以及其他生活用品应注意消毒,防止传染。如一眼患病,另一眼更需保护,以防患眼分泌物及眼药水流入健眼。
3. 医生为患者检查后,应注意洗手消毒,以防交叉感染。

天行赤眼暴翳 *

天行赤眼暴翳是指因感受疫疠之气,急发白睛红赤,继之黑睛生翳的眼病。又名大患后生翳、暴赤生翳。相当于西医学的流行性角结膜炎。由腺病毒感染所致。

一、病因病机

外感疠气,内兼肺火亢盛,内外合邪,肺金凌木,侵犯肝经,上攻于目而发病。

二、诊断依据

1. 潜伏期5~12日,双眼先后发病,发病急骤,症状与急性卡他性结膜炎相似。

2. 早期结膜充血水肿,内眦部结膜充血更明显,伴结膜下点状出血,穹窿部结膜滤泡增生。睑结膜可有假膜形成。分泌物呈水样。

3. 发病1周后出现角膜损害,角膜上皮点状浸润,角膜前弹力层下大小不等数个或数十个浸润团点,可影响视力,多经数月至1年左右消退。偶有愈后残留小云翳。

4. 角膜知觉减退。

5. 常伴有耳前淋巴结肿大与压痛;偶有颌下及锁骨上淋巴结肿大。

6. 结膜刮片显示单核细胞增生的炎症反应。

三、鉴别诊断

本病需与流行性出血性结膜炎、急性细菌性结膜炎相鉴别。

四、中医治疗

1. 治疗原则:清肺泻肝,退翳解毒为主要治法,应注意勿过苦寒伤胃气。

2. 辨证论治

(1) 初感戾气

【证候】目痒碜痛,羞明流泪,眼眵清稀,胞睑微肿,白睛红赤浮肿,黑睛星翳稀疏;兼见头痛发热、鼻塞流涕。舌红,苔薄白,脉浮数。

【治法】疏风清热,退翳明目。

【代表方】菊花决明散加减。

(2) 肝火偏盛

【证候】患眼碜涩刺痛,畏光流泪,视物模糊,黑睛星翳簇生,抱轮红赤;兼见口苦咽干,便秘溲赤。舌红,苔黄,脉弦数。

【治法】清肝泻火,退翳明目。

【代表方】龙胆泻肝汤加减。

(3) 余邪未清

【证候】目珠干涩,白睛红赤渐退,但黑睛星翳未尽;舌红少津,脉细数。

【治法】养阴驱邪,退翳明目。

【代表方】消翳汤加减。

3. 其他疗法：0.2%鱼腥草眼药水,每日6次,症状严重者可1小时2次。

五、西医治疗

1. 局部应用抗病毒眼药,如阿昔洛韦眼药水、利巴韦林眼药水,每小时1次;可配合抗生素眼药水滴眼。

2. 若黑睛星翳簇生,可配用促进黑睛表层愈合的眼药,如重组牛碱性成纤维细胞生长因子眼药水(贝复舒)。

3. 出现严重的膜或假膜、上皮或上皮下角膜炎引起视力下降时可加用皮质类固醇眼药。

六、专科特色疗法

1. 洗眼法: 选用大青叶20克,金银花15克,蒲公英30克,决明子20克,野菊花15克等清热解毒之品,煎汤熏洗患眼,每日2~3次。

2. 针刺法: 可取合谷、曲池、攒竹、丝竹空、睛明、瞳子髎、风池、太阳、外关、少商,每次选3~4穴,每日针1次。放血疗法,点刺眉弓、眉尖、太阳穴、耳尖,放血2~3滴以泻热消肿,每日1次。耳针,取眼、肝、目2、肺穴,留针20~30分钟,可间歇捻转,每日1次。

七、预防与调护

1. 注意个人卫生,不用脏手、脏毛巾揉擦眼部。

2. 对急性期患者,其手帕、毛巾、脸盆以及其他生活用品应注意消毒,防止传染。如一眼患病,另一眼更需保护,以防患眼分泌物及眼药水流入健眼。

3. 医生为患者检查后,应注意洗手消毒,以防交叉感染。

金　疳

金疳是指白睛表层生玉粒样小泡,周围绕以赤脉的眼病。《证治准绳·杂病·七窍门》首为本病命名,因病位于白睛,白睛属肺,肺属金之故而名之;又因其形似玉粒顶溃似疡,故《目经大成·五色疡》称之为金疡玉柱、又名金疡。本病相当于西医学的泡性结膜炎,属迟发型免疫反应。病灶若在角膜缘则为泡性角结膜炎,以单眼发病为多,亦有双眼发病者。

一、病因病机

1. 肺经燥热,上攻于目,气血郁滞而成。
2. 肺阴不足,虚火上炎白睛所致。
3. 脾胃失调,土不生金,肺金失养,肺气不利而致。

二、诊断依据

1. 眼部碜涩不适。
2. 白睛浅层见灰白色小泡,周围有赤脉环绕。

三、鉴别诊断

本病需与火疳相鉴别。

四、中医治疗

1. 治疗原则：本病病位在气轮,治疗总宜治肺为本。

2. 辨证论治

(1) 肺经燥热

【证候】目涩疼痛,泪热眵结;白睛浅层生小泡,其周围赤脉粗大;或有口渴鼻干,便秘溲赤。舌质红,苔薄黄,脉数。

【治法】泻肺散结。

【代表方】泻肺汤加减。

(2) 肺阴不足

【证候】隐涩微疼,眼眵干结,白睛生小泡,周围赤脉淡红,反复再发;可有干咳咽干。舌质红,少苔或无苔,脉细数。

【治法】滋阴润肺。

【代表方】养阴清肺汤加减。

(3) 肺脾亏虚

【证候】白睛小泡周围赤脉轻微,日久难愈,或反复发作;疲乏无力,食欲不振,腹胀不舒。舌质淡,苔薄白,脉细无力。

【治法】益气健脾。

【代表方】参苓白术散加减。

五、西医治疗

滴眼药水：选用激素眼药水（0.5%可的松眼药水，或0.025%地塞米松眼药水，每日3~6次）。也可辅助抗生素眼药水（0.3%氧氟沙星眼药水或眼药膏，每日3~4次）。

六、专科特色疗法

局部热敷和针刺治疗。滴眼药水：可选用0.5%熊胆眼药水，每日3~6次，

七、预防与调护

宜少食辛辣炙煿之品，以防助热伤阴；加强锻炼，增强体质；适当补充多种维生素。

火 疳

火疳是指病变位于白睛里层，邪毒上攻致白睛呈局限性紫红色隆起且疼痛的眼病。病名最早见于《证治准绳·杂病·七窍门》，又名火疡。火疳之重症则危害较大，甚至波及黑睛和黄仁，变生他症。愈后常遗留白睛青蓝、白膜侵睛。好发于成年女性，多为单眼发病。病程较长，且易复发。本病相当于西医学的

表层巩膜炎及前巩膜炎。

一、病因病机

1. 肺热亢盛,气机不利,以致气滞血瘀,滞结为疳,病从白睛而发。

2. 心肺热毒内蕴,火郁不得宣泄,上逼白睛所致。

3. 素有痹证,风湿久郁经络,郁久化热,风湿热邪循经上犯于白睛而发病。

4. 肺经郁热,日久伤阴,虚火上炎,上攻白睛。

二、诊断依据

1. 患眼疼痛,畏光流泪。

2. 白睛里层向外隆起紫红色结节,推之不移,疼痛拒按。

三、鉴别诊断

本病需与金疳相鉴别。

四、中医治疗

1. 治疗原则:本病治疗以清泻肺肝之热为本,清热利气,且因邪热多累及血分,故治疗亦应顾及血分,以活血散结贯穿治疗始终;同时不要忽视扶正,注意愈后调理。

2. 辨证论治

(1) 肺经郁火

【证候】发病稍缓,疼痛羞明,白睛局部紫红色结节,触之痛甚;可伴口干咽痛,咳嗽便秘。舌质红,苔薄黄,脉数。

【治法】清肺泻热。

【代表方】泻白散加减。

(2) 火毒蕴结

【证候】发病较急,患眼疼痛甚,白睛结节大而高隆,周围血脉紫赤怒张;伴见口苦咽干、气粗烦躁、便秘溲赤。舌红,苔黄,脉数有力。

【治法】泻火解毒,凉血散结。

【代表方】还阴救苦汤加减。

(3) 风湿热邪攻目

【证候】眼珠胀闷而疼,白睛有紫红色结节样隆起;周围有赤丝牵绊;常伴有肢节肿胀,身重酸楚,病程缠绵难愈。舌苔白腻,脉滑或濡。

【治法】祛风化湿,清热散结。

【代表方】散风除湿活血汤加减。

(4) 肺阴不足

【证候】病情反复发作,眼酸痛干涩,白睛结节不甚高隆,压痛不明显;口咽干燥,或潮热颧红,便秘不爽。舌红少津,脉细数。

【治法】养阴清肺,兼以散结。
【代表方】养阴清肺汤加减。

五、西医治疗

局部滴用激素眼药水,口服消炎痛或羟基保泰松。

六、专科特色疗法

局部以内服药渣再煎水,熏蒸、热敷;或针刺治疗。

七、预防与调护

宜少食辛辣炙煿之品;保持七情和畅;注意寒温适中,避免潮湿。

胬 肉 攀 睛

胬肉攀睛是指眼眦部渐显赤膜如肉,状如昆虫翅翼,横贯白睛,攀侵黑睛,甚至遮盖瞳神的外障眼病。本病名首见于《银海精微·卷之上》,又名胬肉侵睛外障、蚂蟥积证、肺瘀症、目中胬肉等。胬肉多起于内眦,也有起于外眦或两眦同时发生者。常见于中老年人及户外工作者,男性多于女性。病程漫长,若遮盖瞳神则影响视力。本病相当于西医学的翼状胬肉。

因角膜缘细胞受损,睑裂区球结膜及结膜下变性肥厚的纤维血管组织呈三角形向角膜侵入,形似昆虫的翅翼而得名。发病机制不明,可能与紫外线、干燥、风尘损害有关。按病变进展可分为进行期和静止期。

一、病因病机

1. 心肺蕴热,风热外袭,内外和邪,热郁血滞,脉络瘀滞,渐生胬肉。

2. 过食五辛、酒浆,脾胃蕴积湿热,邪热壅滞目眦。

3. 忧思劳怒,五志过极,气郁化火,心火上炎,克伐肺金,至目眦生胬肉。

4. 劳欲过度,心阴暗耗,肾精亏虚,水不制火,虚火上炎,脉络瘀滞,致生胬肉。

二、诊断依据

1. 自觉症状:初期无明显的自觉症状,或眼感痒涩;进展期痒涩加重,流泪生眵;静止期痒涩不显。可有视力下降,若胬肉过大可至眼珠转动受限。

2. 眼部检查:上、下胞睑之间的白睛上起膜,渐渐变厚,赤丝相伴,红赤高起,胬起如肉,一般自眦角开始,呈三角形。其横贯白睛的宽大部分称为体部;攀向黑睛的尖端称为头部;横跨黑睛边缘的部分称为颈部,颈部与下方组织不附着。

三、鉴别诊断

对治疗有意义的类型鉴别:

1. 进行期:若头尖高起而体厚,赤瘀如肉,发展迅速,每可侵及黑睛中央,障漫瞳神。

2. 静止期:若胬肉头钝圆而薄,体亦菲薄如蝇翅,色白或淡红,多发展缓慢,或始终停止在黑睛边缘部。

3. 假性胬肉:胬肉发生于睑部任何部位,无翼状胬肉头、颈、体三部的形态特征,有原发病史。如:眼部化学伤、热灼伤或反复炎症等。

四、中医治疗

1. 治疗原则:本病的治疗,当内治外治并举,证候有风热、实热、虚热之分。治疗时风热者宜疏风散热,实火者宜清热泻火,虚火者宜滋阴降火,同时配合外点眼药。

2. 辨证论治

(1) 心肺风热

【证候】患眼眵泪较多,眦痒羞明,胬肉初生,渐渐长出,攀向黑睛,赤脉密布。舌苔薄黄,脉浮数。

【治法】祛风清热。

【代表方】栀子胜奇散加减。

（2）心火上炎

【证候】患眼痒涩刺痛,胬肉头尖高起,体厚红赤,生长迅速;心烦多梦,或口舌生疮,小便赤热。舌尖红,脉数。

【治法】清心泻火。

【代表方】泻心汤合导赤散加减。

（3）阴虚火旺

【证候】患眼涩痒间作,胬肉淡红菲薄,时轻时重;心中烦热,口舌干燥。舌红,少苔,脉细。

【治法】滋阴降火。

【代表方】知柏地黄丸加减。

五、西医治疗

1. 进展期：选用激素眼药水(0.5%可的松眼药水,或0.025%地塞米松眼药水,每日3～6次)。

2. 手术疗法：当胬肉侵入黑睛缘内＞2 mm,必须手术处理,避免影响视力。

六、专科特色疗法

针刺治疗：胬肉有发展趋势者,选用太阳、睛明、丝竹空、四白,配合风池、足三里、少商等穴,每日1次,7日为1个疗程。

七、预防与调护

1. 注意眼部卫生,避免风沙与强光刺激;野外工作者应使用避光防护眼镜。

2. 对胬肉手术后复发的患者,不宜立即再次手术,应于6个月后再考虑手术。

聚 星 障

聚星障是指黑睛骤生多个细小星翳,形或联缀,或团聚,伴有碜涩疼痛、羞明流泪的眼病。病名首见于《证治准绳·杂病·七窍门》。多在感冒后发生,常单眼发病。相当于西医学的单纯疱疹病毒性角膜炎。原发病因为感染,复发有免疫因素参与。

一、病因病机

1. 外感风热,伤及黑睛,致生翳障。

2. 外邪入里化热,或素有肝经伏火,内外合邪,以致肝胆火炽,灼伤黑睛。

3. 恣食肥甘厚味,酿成脾胃湿热,土反侮木,熏蒸黑睛。

4. 素体阴虚,正气不足,或患热病后,阴津亏乏,复感风邪引起。

二、诊断依据

1. 常有感冒病史,或在劳累后发病。
2. 不同程度视力下降,沙涩疼痛,畏光流泪。
3. 抱轮红赤,黑睛可见星点状或树枝状或地图状混浊,荧光素染色检查阳性;或黑睛深层混浊状如圆盘。病变区知觉减退。

三、鉴别诊断

本病需与带状疱疹性角膜炎、棘阿米巴角膜炎相鉴别。

四、中医治疗

1. 治疗原则:中西医结合治疗有一定的优势,常采用中药内服,西药抗病毒药局部点眼,疗效好,疗程短,复发率低。

2. 辨证论治

(1) 风热客目

【证候】患眼沙涩疼痛,羞明流泪,抱轮红赤,黑睛浅层点状混浊;多伴发热恶风,鼻塞,咽痛口干。舌苔薄黄,脉浮数。

【治法】疏风清热

【代表方】银翘散加减。

（2）肝胆火炽

【证候】胞睑红肿，羞明流泪，碜涩疼痛，白睛混赤，黑睛翳障扩大加深，呈树枝状或地图状；多伴有两胁疼痛，口苦咽干，头痛溲赤。舌红苔黄，脉弦数。

【治法】清肝泻火。

【代表方】龙胆泻肝汤加减。

（3）湿热犯目

【证候】患眼胞睑肿胀，羞明流泪，泪热胶黏，抱轮红赤，黑睛生翳如地图状，或病灶多次发作，反复不愈；多伴有头重胸闷，溲黄便溏，口黏纳呆。舌红苔黄腻，脉濡数。

【治法】清热除湿。

【代表方】三仁汤加减。

（4）阴虚夹风

【证候】病情反复，迁延不愈，患眼沙涩不适，羞明较轻，抱轮红赤轻微，黑睛生翳日久，病灶时愈时发，迁延不愈，常伴口干咽燥。舌红少津，脉细或数。

【治法】滋阴祛风。

【代表方】加减地黄丸加减。

五、西医治疗

1. 抗病毒药物，如更昔洛韦眼用凝胶、阿昔洛韦眼药水等。

2. 散瞳药物,可根据病情用1%阿托品眼药水或眼药膏。

3. 黑睛深层翳呈圆盘状者,在口服抗病毒药物同时,可短期审慎局部使用糖皮质激素。

六、专科特色疗法

1. 局部湿热敷:金银花15克,连翘10克,蒲公英、大青叶各15克,薄荷6克,紫草15克,柴胡、秦皮、黄芩各10克,水煎后湿热敷,每日2～3次。

2. 针刺治疗,酌情使用补泻手法。

3. 清热解毒类眼药水,如0.2%鱼腥草眼药水。

七、预防与调护

避免感冒发热及过度劳累;黑睛呈现点状、树枝状、地图状等病变者,禁用糖皮质激素;缓解期中药辨证施治避免复发。

凝 脂 翳

凝脂翳是指黑睛生翳,状如凝脂,多伴有黄液上冲的急重眼病。病名首载于《证治准绳·杂病·七窍门》。相当于西医学的细菌性化脓性角膜炎,主要指匐行性角膜溃疡和绿脓杆菌性角膜溃疡。

一、病因病机

1. 黑睛外伤,风热邪毒乘虚袭入,触染黑睛所致;素有漏睛者,因邪毒已伏,更易乘伤侵入而发病。

2. 风热外邪入里化热,或嗜食辛热炙煿,致脏腑热盛,肝胆火炽,上炎于目,灼伤黑睛。

3. 久病之后,正气不足,外邪滞留,致黑睛溃陷,久不愈复。

二、诊断依据

1. 常有黑睛外伤史,或同时伴有漏睛病史。

2. 黑睛米粒样混浊,继则扩大呈圆状、片状,表面浮嫩如凝脂,荧光素染色检查阳性,常伴黄液上冲。若凝脂、眵泪及黄液上冲呈黄绿色者,疑为绿脓杆菌所致。

3. 角膜刮片、涂片及细菌培养有助于诊断。

三、鉴别诊断

本病需与湿翳、花翳白陷相鉴别,凝脂翳早期需与聚星障相鉴别。

四、中医治疗

1. 治疗原则：内治与外治相结合,必要时中西医结合治疗。

2. 辨证论治

辨证须别病因,分表里,审脏腑,察虚实。

（1）风热壅盛

【证候】病变初起,头目疼痛,羞明流泪,抱轮红赤,黑睛生翳,表面污浊,如覆薄脂。舌红、苔薄黄,脉浮数。

【治法】祛风清热。

【代表方】新制柴连汤加减。

（2）里热炽盛

【证候】头目剧痛,羞明难睁,热泪如汤,白睛混赤,神水混浊,黑睛凹陷深大,凝脂肥厚,黄液上冲;伴口苦溲黄便秘。舌红苔黄,脉弦滑数。

【治法】泻火解毒。

【代表方】四顺清凉饮子加减。

（3）正虚邪留

【证候】眼红、痛、羞明均较轻,眼内干涩,黑睛溃陷久不收敛,凝脂见薄,伴体倦便溏。舌淡,苔薄白,脉虚弱。

【治法】益气养血,清泄余毒。

【代表方】托里消毒散加减。

五、西医治疗

1. 选用敏感的抗生素眼药水(每 15~30 分钟 1 次),晚上涂抗生素眼药膏。1%阿托品眼药水或眼药膏散瞳,每日 3 次,以防止黄仁后粘连而引起的瞳神干缺。

2. 有角膜穿破征兆时,及时手术。

六、专科特色疗法

1. 洗眼及湿热敷:用金银花、板蓝根、野菊花、大青叶、千里光各 15 克,荆芥、防风各 10 克等,水煎后湿热敷眼部。

2. 针刺治疗:取睛明、承泣、丝竹空、攒竹、翳明、合谷、肝俞、阳白等穴,泻法为主,每日 1 次。

3. 滴眼药水:选用清热解毒眼药水,如 0.2%鱼腥草眼药水。

七、预防与调护

1. 如有黑睛外伤,应及时就诊。
2. 配戴隐形眼镜者谨防擦伤黑睛,并注意配戴镜片的卫生。
3. 如素有漏睛者,应及时处理漏睛,消除增加黑睛感染的潜在病灶。

4. 绿脓杆菌感染的住院患者应实行床边隔离。

湿翳 *

湿翳是指黑睛生翳,其表面微隆起,状如豆腐渣样,外观干而粗糙的眼病。该病首载于《一草亭目科全书·外障》。相当于西医学的真菌性角膜炎。

一、病因病机

本病多发生于气候潮湿炎热的夏秋农忙季节,因稻芒、麦芒、植物的枝叶擦伤黑睛,或戴角膜接触镜时损伤黑睛,或黑睛手术后造成轻度黑睛外伤等,致湿毒之邪乘伤侵入,湿邪内蕴化热,熏灼黑睛所致。

二、诊断依据

1. 多有树枝、树叶、稻芒、麦芒等植物性黑睛外伤史。

2. 黑睛生翳,表面微隆起,状如豆腐渣样,外观干燥而粗糙,泪多黏稠。

3. 局部体征严重而自觉症状较轻。

4. 病变部位刮片发现真菌菌丝,培养有真菌生长

三、鉴别诊断

本病需与凝脂翳、花翳白陷相鉴别。

四、中医治疗

1. 治疗原则：治疗宜清热祛湿，湿重于热者，以祛湿为主，清热为辅；热重于湿者，以清热为主，化湿为辅，同时配合外治抗真菌治疗。

2. 辨证论治

（1）湿重于热

【证候】患眼羞明流泪，疼痛较轻，抱轮红赤或白睛混赤，黑睛表面稍隆起，形圆而色灰白，上有如豆腐渣样堆积；多伴纳呆，口淡无味。苔白而厚腻，脉缓。

【治法】祛湿清热。

【代表方】三仁汤加减。

（2）热重于湿

【证候】患眼碜涩不适，疼痛羞明，流泪黏稠，白睛混赤，黑睛生翳，有凹陷，表面如豆腐渣，粗糙干涩，色黄；或见黄液上冲；常伴溲黄便秘。口苦、舌红苔黄腻，脉弦数。

【治法】清热化湿。

【代表方】甘露消毒丹加减。

五、西医治疗

1. 滴眼药水:选用抗真菌眼药水(0.25%两性霉素、0.5%咪康唑,每小时1次)。使用散瞳眼药水或眼药膏,保持瞳孔散大,防止虹膜后粘连,直至痊愈。

2. 手术治疗:角膜变薄即将穿孔者或已穿孔者,可行病灶清除术、结膜瓣遮盖术或角膜移植术等。

六、专科特色疗法

熏眼:用苦参、白鲜皮、车前草、金银花各15克,龙胆草、秦皮各10克,煎水,待温度适宜时熏眼。

七、预防与调护

1. 尽可能避免黑睛创伤。若意外伤及黑睛后,不可滥用抗生素、激素及免疫抑制剂。

2. 已发生病变的患者,需积极治疗,以防止病情进一步发展和产生严重并发症。

3. 本病忌用糖皮质激素,如患者正在使用激素,应迅速减药至停用。

混 睛 障 *

混睛障是指黑睛深层呈圆盘状灰白色混浊翳障,

障碍视力的眼病。该病名首见于《审视瑶函·混睛障症》。相当于西医学的角膜基质炎。大多属于抗原-抗体在角膜基质内的免疫反应,常与先天梅毒、结核、单纯疱疹病毒感染、带状疱疹、麻风等有关。

一、病因病机

1. 风热外袭,上扰目珠,侵犯黑睛。
2. 脏腑热盛,肝胆热毒,循经上攻于目,火郁经脉,气血壅滞,黑睛混浊与赤脉混杂。
3. 素体亏虚,脾胃虚弱,内生湿热,熏蒸于目,损伤黑睛。
4. 邪毒不解,久伏体内,耗伤阴液,虚火上炎,黑睛受灼,发为本病。

二、诊断依据

1. 自觉目珠疼痛,羞明流泪、视力下降。
2. 黑睛深层呈圆盘状灰白色混浊或毛玻璃状、肿胀,荧光素染色阴性。
3. 梅毒血清学检查、OT试验、胸透等检查有助于诊断。

三、中医治疗

1. 治疗原则:在辨证施治基础上,退翳明目法的应用需贯穿始终。同时,针对病因治疗、局部使用糖皮质激素。

2. 辨证论治

(1) 肝经风热

【证候】黑睛混浊,头眼俱痛。舌红苔薄黄,脉浮数。

【治法】祛风清热。

【代表方】羌活胜风汤加减。

(2) 肝胆热毒

【证候】黑睛混浊,赤脉贯布,便秘溲赤黄,口苦。苔黄,脉数。

【治法】泻肝解毒。

【代表方】银花解毒汤加减。

(3) 湿热内蕴

【证候】黑睛深层呈圆盘状混浊,水肿,头重胸闷,纳少便溏,口苦。苔黄腻,脉数。

【治法】清热化湿。

【代表方】甘露消毒丹加减。

(4) 虚火上炎

【证候】病情反复发作,干涩隐痛。舌红少津,脉细数。

【治法】滋阴降火。

【代表方】滋阴降火汤加减。

四、西医治疗

1. 滴眼药水：急性发作期,应局部使用睫状肌麻痹剂和糖皮质激素,以减轻角膜基质的炎症以及防止并发症出现,如虹膜后粘连、继发性青光眼等。

2. 全身用药：予抗病毒、抗结核等病因治疗。

3. 角膜移植：角膜瘢痕形成造成视力障碍者,可行角膜移植术。

五、专科特色疗法

1. 中药湿热敷：可用野菊花、金银花、蒲公英、黄芩、千里光、荆芥、防风等煎汤或用内服药渣再煎,澄清过滤,做湿热敷,每日 3~4 次。

2. 针刺治疗：局部取攒竹、太阳、睛明、瞳子髎、光明,远端取肺俞、尺泽、太冲、曲池、合谷、足三里、翳风等穴,每日选穴 2~4 个,10 日为 1 个疗程。

六、预防与调护

1. 本病病程较长,应坚持治疗,定期随诊。

2. 患者饮食宜清淡,少食辛辣煎炸之品,以免助火生热。

3. 患者畏光强烈,可戴深色眼镜减少光线刺激。

宿　　翳 *

宿翳是指黑睛疾患痊愈后遗留下的瘢痕翳障,其边缘清晰,表面光滑,无红赤疼痛的眼病。病名首见于《目经大成·冰壶秋月七十五》。据翳之厚薄、形状而有不同名称,有冰瑕翳、云翳、水晶障、厚翳、斑脂翳等病名。本病相当于西医学的角膜瘢痕。宿翳中的冰瑕翳、云翳、厚翳、斑脂翳又分别相当于西医学之角膜云翳、角膜斑翳、角膜白斑、粘连性角膜白斑。

一、病因病机

瘢痕形成多与阴津不足、气血瘀滞有关。

二、诊断依据

1. 曾有黑睛病患史。
2. 无眼部红赤疼痛。
3. 黑睛遗留形状不一,厚薄不等的瘢痕翳障。
4. 荧光素染色阴性。

三、鉴别诊断

本病需与湿翳相鉴别。

四、中医治疗

1. 治疗原则：宿翳之辨证应分清新久。新患浅而薄的宿翳，坚持治疗可望减轻；宿翳日久则病情顽固，服药难以奏效，则应选择手术治疗。

2. 辨证论治

（1）阴虚津伤

【证候】黑睛疾病后期，眼内干涩不适。舌红，苔薄白，脉细。

【治法】养阴退翳。

【代表方】滋阴退翳汤加减。

（2）气血凝滞

【证候】黑睛宿翳日久，赤脉伸入翳中。舌红，苔薄白，脉缓。

【治法】活血退翳。

【代表方】桃红四物汤加减。

五、西医治疗

1. 滴眼药水：狄奥宁眼药水，适时足量的激素。

2. 角膜移植：若翳厚且遮挡瞳孔，可考虑作角膜移植术。

六、专科特色疗法

退云散或八宝眼药点眼。

七、预防与调护

慎饮食、避风寒,防止宿翳复发。

瞳神紧小

瞳神紧小是指黄仁受邪,以瞳神持续缩小,展缩不灵,多伴有抱轮红赤为主要临床症状的眼病。病名首载于《证治准绳·杂病·七窍门》,是以发病时的症状特征而命名的;又名瞳神焦小、瞳神缩小、瞳神细小及肝决等。瞳神紧小相当于西医学的急性前葡萄膜炎。丰富的血管膜缓慢的流速使该组织易于遭受感染、自身免疫、肿瘤等因素的侵扰,该病常见于青壮年,病变多反复,缠绵难愈,极易致盲。

一、病因病机

1. 肝经风热或肝胆火邪循经上犯黄仁,黄仁肿胀,展而不缩发为本病。

2. 罹患风湿或风湿郁而化热,熏蒸黄仁所致。

3. 肝肾阴亏,虚火上炎,黄仁失养,更因虚火煎灼,黄仁或展而不缩为瞳神紧小。

二、诊断依据

1. 抱轮红赤或白睛混赤。
2. 黑睛后可见粉尘状或羊脂状沉着物。
3. 神水混浊(前房丁道尔现象阳性)。
4. 瞳神紧小,展缩不灵。

三、鉴别诊断

本病应与天行赤眼、绿风内障相鉴别。

四、中医治疗

1. 治疗原则：扩大瞳孔,泻实补虚;减少并发症的发生;局部与全身视症情轻重中西参治。

2. 辨证论治

(1) 肝经风热

【证候】发病较急,视物模糊,眼珠坠痛拒按,羞明流泪;抱轮红赤,黑睛后壁点状或尘埃样附着物,神水微混,黄仁肿胀,瞳神轻度缩小;可伴有发热头痛,咽干不适。舌红苔薄黄或薄白,脉浮数。

【治法】疏风清热。

【代表方】新制柴连汤加减。

(2) 肝胆火炽

【证候】眼珠疼痛较甚,痛连眉棱骨、颞颥,视物不清甚至视物不见;白睛混赤,黑睛后密布尘埃状附着物,神水混浊,或有黄液上冲,瞳神紧小,甚至小如针孔,展缩不能;常伴有咽干口苦,烦躁易怒,小便黄赤,大便干结。舌红苔黄或黄腻,脉弦数。

【治法】清泻肝胆。

【代表方】龙胆泻肝汤加减。

(3) 风湿夹热

【证候】发病或急或缓,病程缠绵,眼珠坠胀疼痛,眉棱骨、颞颥闷痛,视物不清,白睛混赤,黑睛后壁点状或羊脂状附着物,神水混浊,黄仁肿胀,晦暗不清,瞳神缩小,展缩失灵;常伴有头重胸闷,肢节酸痛肿胀。舌苔黄腻,脉数或濡数。

【治法】祛风除湿清热。

【代表方】抑阳酒连散加减。

(4) 虚火上炎

【证候】病势较缓,时轻时重,眼痛较轻,干涩不适,视物不清;抱轮红赤,黑睛后细小附着物,神水微混,瞳神缩小,展缩迟缓;可伴有心烦失眠,五心烦热,口燥咽干。舌红少苔,脉细而数。

【治法】滋阴降火。

【代表方】知柏地黄汤加减。

五、西医治疗

1. 扩瞳：使用睫状肌麻痹剂阿托品，以防止虹膜后粘连，解除睫状肌、瞳孔括约肌的痉挛，以减轻水肿、充血及疼痛，促进炎症恢复和减轻患者痛苦。

2. 激素治疗：糖皮质激素滴眼剂、眼周注射或全身治疗，以防止眼组织破坏和并发症的发生。

3. 滴眼药水：非甾体消炎药，抗生素眼药水。

4. 其他：针对病因及并发症的治疗

六、专科特色疗法

1. 湿热敷：用内服药渣煎水作湿热敷，每日2～3次。

2. 针刺治疗：① 体针，常用穴位包括睛明、攒竹、瞳子髎、丝竹空、太阳、承泣、肝俞、足三里、合谷、曲池等。② 耳针，可取耳尖、神门、眼等穴。

七、预防与调护

充分扩瞳，防止虹膜后粘连，减少并发症发生；控制使用糖皮质激素的量和时间，注意观察不良反应，同时防范过早撤药导致的复发；注意原发病的治疗。

瞳 神 干 缺 *

瞳神干缺是指瞳神紧小失治、误治,导致瞳神与其后晶珠粘连,边缘参差不齐,失去正圆形态临床特征的眼病。该病名首载于《秘传眼科龙木论·瞳人干缺外障》,又名瞳神缺陷。本病易发生并发症,较常见有晶珠混浊,视力下降,甚至失明。相当于西医学的慢性前葡萄膜炎。

一、病因病机

1. 劳肝伤肾,阴虚火旺,虚火上炎,发为本病。
2. 久病伤阴,阴津耗涩,瞳神失养,发生瞳神干缺。
3. 外障眼病,邪毒内侵,发为本病;亦可因外伤所致。

二、诊断依据

有瞳神紧小病史,黑暗后壁可见点状、羊脂状或色素性附着物,黄仁不荣,瞳神与晶珠粘连,边缘参差不齐,或见瞳神闭锁及膜闭,晶珠上可有黄仁色素附着,或出现晶珠混浊等。

三、鉴别诊断

本病应与瞳神紧小、绿风内障相鉴别。

四、中医治疗

同"瞳神紧小"的"虚火上炎"证。

五、西医治疗

常用糖皮质激素,非甾体抗炎药和睫状肌麻痹剂局部治疗,但点眼频度应视炎症严重程度而定。对于合并全身性疾病患者,除了局部用药外尚需全身使用糖皮质激素或其他免疫抑制剂。

六、专科特色疗法

同"瞳神紧小"。

七、预防与调护

同"瞳神紧小"。

绿风内障

绿风内障是以头眼胀痛,眼珠变硬,瞳神散大,瞳色淡绿,视力锐减为主要临床特征的眼病。又名绿风、绿盲、绿水灌珠等。该病发病急,病情危重,若被贻误,患眼极易失明。可两眼先后或同时发病,多见于50岁以上的老年人,女性发病常为男性的2倍。相当于西医学的急性闭角型青光眼,患者具有房角狭窄,周边虹膜堵塞小梁网的解剖特征,导致房水外流受阻,眼压急剧升高(>21 mmHg)并伴有相应的症状。

一、病因病机

1. 邪热犯内,肝胆火热亢盛,热极生风,风火上攻头目,目中玄府闭塞,神水排出受阻,积于眼内所致。

2. 情志过激,气郁生火,壅塞目中玄府,神水排出不畅,蓄积于目中。

3. 脾湿生痰,痰郁化热,上攻于目,阻塞玄府,神水滞留目内遂致。

二、诊断依据

1. 患眼胀痛,目珠胀硬,伴同侧头胀痛,眼压明显升高。

2. 视力下降。

3. 抱轮红赤或白睛混赤、肿胀。

4. 黑睛雾状水肿,前房极浅。

5. 瞳神中等度散大,展缩不灵。

三、鉴别诊断

本病需与天行赤眼、瞳神紧小、绿风内障相鉴别。

四、中医治疗

1. 治疗原则：本病发病急，对视力危害极大，甚至可致失明，应以挽救视力为先，临证必须中西参治。

2. 辨证论治

（1）风火攻目

【证候】头痛如劈，目珠胀硬，视力锐减，眼压升高，胞睑红肿，白睛混赤肿胀，黑睛雾状水肿，前房极浅，黄仁晦暗，瞳神中等度散大，展缩不灵，房角有粘连；伴有恶心、呕吐等全身症状。舌红苔黄，脉弦数。

【治法】清热泻火，平肝熄风。

【代表方】绿风羚羊饮加减。

（2）气火上逆

【证候】头眼剧烈胀痛，视力骤降，眼压升高，白睛混赤，黑睛雾状混浊，前房极浅，黄仁晦暗，纹理模糊，瞳神中等度散大，展缩不灵，房角有粘连；伴有胸闷嗳气，恶心、呕吐，口苦。舌红苔黄，脉弦数。

【治法】疏肝解郁，泻火降逆。

【代表方】丹栀逍遥散合左金丸加减。

（3）痰火郁结

【证候】头眼胀痛，视力锐减，眼压升高，抱轮红赤或白睛混赤，黑睛雾状混浊，前房较浅，瞳神稍有散大，展缩不灵，房角有粘连；动辄眩晕，呕吐痰涎。舌红苔黄,脉弦滑。

【治法】降火逐痰。

【代表方】将军定痛丸加减。

五、西医治疗

1. 急救治疗: ① 缩瞳:可用1%～2%毛果芸香碱眼药水,每15分钟1次,使瞳孔尽快回复,待眼压下降后,可维持每日3～4次缩瞳。② 降眼压:可选用高渗脱水剂(甘露醇、山梨醇及甘油等),如20%甘露醇溶液1～1.5 g/(kg·d)静脉快速滴注,或碳酸酐酶抑制剂,可选用乙酰唑胺(醋氮酰胺)或醋甲唑胺等口服;局部使用抑制房水生成的眼用制剂,0.5%噻吗洛尔,每日2次;白睛混赤、神水混浊者可用全身或局部应用糖皮质激素制剂。

2. 手术治疗: 经上述药物治疗后,根据眼压恢复情况及房角粘连的范围选择手术时机和手式,解除解剖病因。

六、专科特色疗法

配合针刺治疗可缓解头眼疼痛及恶心、呕吐等全身症状。

主穴:睛明、上睛明、风池、太阳、四白、合谷、神门、百会。

配穴：风火攻目证，选曲池、外关；气火上逆证，选行间、太冲；痰火郁结证，选丰隆、足三里等。恶心呕吐明显者加内关、胃俞。

以上均用捻转提插之泻法，行手法至有明显针感后出针，或留针 10 分钟。疼痛严重者，可于大敦、合谷、角孙、太阳等穴点刺放血。

七、预防与调护

1. 有青光眼家族史的 40 岁以上人群需作眼科青光眼普查。
2. 患者少看电影、电视，少用电脑，避免在光线阴暗处久留或长时间工作。
3. 预防情志过激及情志抑郁，减少诱发因素。
4. 术后坚持复查治疗。

青 风 内 障

青风内障是指眼无明显不适，时有轻度眼胀及视物昏蒙，视野渐窄，终致失明的内障眼病。病名出自《太平圣惠方·治眼内障诸方》，又名青风、青风障症、青盲等。本病初起时病情轻，病势缓，视力下降不明显，极易被患者忽视，但发展至行走时碰物撞人，视野缩窄，已损害目系，邪坚病固，治疗就极为困难。一般多为双眼受累,亦可双眼同时或先后发病。相当于西医学的原发性开角型青光眼。

一、病因病机

1. 脾肾阳虚,痰湿泛目,神水运行不畅而滞留于目。

2. 肝郁气滞,玄府郁闭,神水瘀滞。

3. 久病肝肾亏虚,目窍失养,神水滞涩。

二、诊断依据

1. 视野缺损。

2. 眼压升高≥24 mmHg,或24小时眼压差≥8 mmHg。

3. 视盘特有的形态改变,有视网膜神经纤维层缺损。

4. 尽可能作特殊检查以协助诊断。如OCT检查视网膜神经纤维层缺损程度及范围。

三、鉴别诊断

本病需与绿风内障相鉴别。

四、中医治疗

1. 治疗原则:本病初发症轻,病势缓,极易被忽视。在防治过程中,应加强各项检查,随访追踪,尽早

2. 辨证论治

（1）痰湿泛目

【证候】早期偶有视物昏蒙，或瞳神稍大，眼底杯盘比增大，或两眼杯盘比差值大于 0.2；严重时视盘苍白，可见视野缺损，甚或成管状，眼压偏高；全身可伴头昏眩晕，欲呕恶。舌淡苔白腻，脉滑。

【治法】温阳化痰，利水渗湿。

【代表方】温胆汤合五苓散加减。

（2）肝郁气滞

【证候】常在情绪波动、过劳或睡眠不足等情况下出现眼胀、头痛、不耐久视，中心视力较好，视野日渐缩小；伴有胸闷不舒，胁肋胀满，纳呆食少。舌红苔薄白，脉弦。

【治法】疏肝解郁。

【代表方】逍遥散加减。

（3）肝肾亏虚

【证候】眼珠胀痛，瞳神稍大，视力下降；伴有失眠健忘，腰膝酸软。舌红少苔，脉细弱或细数。

【治法】补益肝肾。

【代表方】加减驻景丸加减。

五、西医治疗

开角型青光眼应以药物严格控制 24 小时的眼压。

给予视神经保护药物。定期随访评估疗效。药物无法控制眼压,可考虑小梁切除术或氩激光小梁成形术。

六、专科特色疗法

针刺治疗:主穴同"绿风内障"的治疗,配穴:痰湿泛目证选脾俞、肺俞、三阴交、丰隆,平补平泻;肝郁气滞证选三阴交、丰隆、内关、太冲,泻法;肝肾亏虚证选用肝俞、肾俞、太溪、三阴交,平补补泻手法,每日1次,留针30分钟,10日为1个疗程。

七、预防与调护

积极参加青光眼筛查,一旦发现眼压偏高、视野有改变及眼底 C/D 比值>0.3 时,尽早做相关检查,以明确诊断或排除此病。若已确诊为本病,应明确类型,选择合理的治疗方案,以期长期控制病变的进展。避免不良后果。调节情绪,调适生活。

圆翳内障

圆翳内障是指随年龄增长而晶珠逐渐混浊,视力缓慢下降,终致失明的眼病。病名首见于《秘传眼科龙木论·七十二证方论》,《外台秘要·出眼疾候》则最早记载本病证治。古人根据晶珠混浊的部位、形态、程度及颜色又有各种不同称谓,如:浮翳、沉翳、冰翳、横翳、散翳、枣花翳、偃月翳、白翳黄心、黑水凝翳等。本病相当于西医学的老年性白内障,也称年龄相关性白内障,为四大致盲眼病之一。

分类:根据混浊部位分类:皮质性、核性、囊膜下白内障等;根据混浊形态分类:点状、冠状、板层状、绕核白内障等;根据混浊程度分类:未成熟期白内障、肿胀期白内障、成熟期白内障、过熟期白内障。

一、病因病机

1. 肝热上扰,晶珠逐渐混浊。
2. 年老体弱,肝肾不足,精血亏损,不能滋养晶珠而混浊。
3. 年老脾虚气弱,运化失健,精微输布乏力,不能濡养晶珠而混浊;或水湿内生,上泛晶珠而混浊。

二、诊断依据

(1) 视力下降:这是本病首要症状。病程越长视力下降越明显,最终视力仅为手动或光感。
(2) 对比敏感度下降。
(3) 屈光改变。屈光指数增加,也可产生散光。
(4) 单眼复视或多视。
(5) 眩光。

（6）色觉改变。

三、鉴别诊断

本病需与并发性白内障相鉴别。

四、中医治疗

1. 治疗原则：初患圆翳内障者,药物治疗尚能控制或减缓晶珠混浊的发展；晶珠混浊程度较重（矫正视力低于 0.3 者）或完全混浊者,应手术治疗。

2. 辨证论治

（1）肝热上扰

【证候】视物不清,视力缓降,晶珠混浊,或有眵泪,目涩胀；时有头昏,口苦咽干,便结。舌红苔薄黄,脉弦或弦数。

【治法】清热平肝,明目退障。

【代表方】石决明散加减。

（2）肝肾不足

【证候】视物昏花,视力缓降,晶珠混浊；或头昏耳鸣,少寐健忘,腰酸腿软,口干。舌红苔少,脉细。或见耳鸣耳聋,潮热盗汗,虚烦不寐,口咽干痛,小便黄少,大便秘。舌红少津,苔薄黄,脉细弦数。

【治法】补益肝肾,清热明目。

【代表方】杞菊地黄丸加减。中成药可予杞菊地黄丸、明目地黄丸、石斛夜光丸。

（3）脾气虚弱

【证候】视物模糊,视力缓降,晶珠混浊;或见晶珠混浊,伴视近尚明而视远模糊等;伴面色萎黄,少气懒言,肢体倦怠。舌淡苔白,脉缓弱。

【治法】益气健脾,利水渗湿。

【代表方】四君子汤加减。

五、西医治疗

1. 滴眼药水：白内停、法可林、卡他林、卡林-U眼药水等。

2. 手术治疗：依据医院医疗条件及水平,合理选择超声乳化白内障摘除＋人工晶体植入术、白内障囊外摘除＋人工晶体植入术、白内障囊内摘除术等。

六、预防与调护

1. 发现本病应积极治疗,以控制或减缓晶珠混浊进程。

2. 若患糖尿病、高血压等病者,应积极治疗全身疾病,对控制或减缓晶珠混浊有益,同时也有利于手术治疗。

3. 注意饮食调养,慎用辛燥煎炸食品。若为阴亏精血虚少者,可采用沙参、黄精、熟地等食疗。

云雾移睛*

云雾移睛是指患眼外观端好,自觉眼前有蚊蝇蛛丝或云雾样飘浮物的眼病。《银海精微·卷之上》称为蝇翅黑花,《证治准绳·杂病·七窍门》始称云雾移睛。又名眼风黑花、飞蚊症等。可单眼或双眼发病。相当于西医学玻璃体疾患的一种症候,如液化、变性、炎症、出血或脱离。

一、病因病机

1. 肝肾亏损,气血亏虚,目窍失养。
2. 痰湿内蕴,郁久化热,湿热浊气上犯,目中清纯之气被扰。
3. 气滞血瘀,血溢络外,滞于神膏。

二、诊断依据

自感眼前有云雾飘浮,且随目珠转动而呈无规律飘动。

三、鉴别诊断

本病应与圆翳内障相鉴别。二者虽眼前均有阴影遮挡,但病位及临床特点不同。圆翳内障病位在晶珠,其黑影固定不随处飘移,而本病病位在神膏,黑影在眼前飘浮不定。

四、中医治疗

1. 治疗原则：本病宜局部辨证与全身辨证相结合，眼体合参，综合辨证。虚者补益肝肾，益气补血，实者清利湿热，化痰降浊，活血化瘀。

2. 辨证论治

（1）肝肾亏损

【证候】眼前似有蚊蝇飞舞，视物昏蒙，或能近怯远，神膏混浊；可伴头晕耳鸣，腰膝酸软。舌红苔少，脉弦细。

【治法】补益肝肾。

【代表方】明目地黄丸加减。

（2）气血亏虚

【证候】眼前似有阴影飘浮，神膏混浊，视物昏花；全身常见头晕心悸，乏力倦怠，面色无华。舌淡红苔薄白，脉细弱。

【治法】益气补血。

【代表方】八珍汤或芎归补血汤加减。

（3）湿热蕴蒸

【证候】眼前似有黑影飘浮，视物昏蒙，神膏呈尘状、絮状混浊；全身或见头重胸闷，口苦心烦，小便黄赤。舌红苔黄腻，脉濡数。

【治法】宣化畅中,清热除湿。

【代表方】三仁汤加减。

(4) 气滞血瘀

【证候】眼前黑花飞舞飘移,视力骤降,神膏呈絮状、团块状混浊,或透见眼底出血病灶;全身或伴有情志不舒,胸胁胀痛。舌质紫暗或有瘀斑,脉弦涩。

【治法】行气活血。

【代表方】血府逐瘀汤加减。

五、西医治疗

1. 玻璃体出血或炎症:针对原发病治疗。
2. 玻璃体液化或变性:滴眼药水:安酞碘眼药水,滴眼,每次1滴,每日3～4次。
3. 玻璃体局限性脱离:排除视网膜裂孔后观察随访。
4. 手术治疗:明显影响视力的玻璃体出血可考虑玻璃体切割术。

六、专科特色疗法

1. 碘剂、钙剂的应用:可用安妥碘针剂肌肉注射。一般采用口服法补充钙剂。
2. 理疗:选用三七、丹参、安妥碘等作电离子透入。每日1次,10次为1个疗程。但对新近出血所致本病者应尽量避免使用。

七、预防与调护

1. 了解并注重原发疾病的控制,调畅情志,避免急躁、沮丧。

2. 高度近视者,45岁后应避免过用目力和剧烈运动。

3. 糖尿病者要随访眼底检查,控制血糖,如有出血者,应严格遵医嘱治疗。

4. 眼前黑影短期内增加或"闪光"频发时,应详查眼底,防止视网膜脱离。

视 瞻 有 色*

视瞻有色是指外眼无异常,唯视物昏蒙不清,中心有灰暗或棕黄色阴影遮挡,或视物变形的内障眼病。又名"视直如曲""视小为大"等。病名首见于《证治准绳·杂病·七窍门》。类似于西医学"中心性浆液性脉络膜视网膜病变"等黄斑部的病变。本病多见于20~45岁的青壮年男性,多为单眼发病,但亦有双眼先后发病,易复发。

一、病因病机

饮食不节,或思虑过甚,内伤于脾,脾不健运,水湿上泛；或湿聚为痰，郁遏化热，上扰清窍。肝肾两亏，精血不足，目失所养。

二、诊断依据

1. 眼前灰黄色暗影，视物变色、变形。
2. 视力下降，但常不低于 0.2，多为中青年男性。
3. 眼底黄斑部视网膜水肿呈圆形反光轮，中心凹反光消失，有黄白色点状渗出。
4. 眼底荧光血管造影见静脉期黄斑部有 1 个或数个荧光素渗漏点，逐渐呈喷射状或墨渍样扩大。
5. OCT 等检查见神经上皮或(和)色素上皮层脱离。
6. 视野检查有中心暗点。
7. Amsler 方格表检查见中心暗点、方格变形。

三、鉴别诊断

本病需与视瞻昏渺相鉴别。

四、中医治疗

1. 治疗原则：辨证论治，可有效缩短病程，减少复发。

2. 辨证论治

（1）水湿上泛

【证候】视物模糊，眼前出现有色阴影，视物变小或变形,眼底可见视网膜反光晕轮明显,黄斑水肿、中心凹光反射减弱或消失;胸闷,纳呆呕恶,大便稀溏。舌苔滑腻,脉濡或滑。

【治法】利水渗湿。

【代表方】四苓散加减。

(2) 痰湿化热

【证候】视物模糊,眼前可见棕黄色阴形,视物变小或变形,眼底可见黄斑水肿及黄白色渗出;脘腹痞满,纳呆呕恶,小便短赤。舌红苔黄腻,脉濡数。

【治法】健脾化湿,清热除痰。

【代表方】温胆汤加减。

(3) 肝肾不足

【证候】视物模糊,眼前可见暗灰色阴影,视物变小或变形,眼底黄斑区色素紊乱,少许黄白色渗出,中心凹光反射减弱;或兼见头晕耳鸣,梦多滑遗,腰膝酸软。舌红少苔,脉细。

【治法】滋补肝肾,活血明目。

【代表方】四物五子丸加减。中成药可予杞菊地黄丸、复方血栓通胶囊。

五、西医治疗

西医无有效药物。禁用糖皮质激素,因可加重黄斑区浆液性脱离。有明显荧光渗漏者,可用激光光凝法。

六、专科特色疗法

(1)针刺治疗:选穴瞳子髎、攒竹、球后、睛明、合谷、足三里、肝俞、脾俞等,每次眼局部选2穴,远端选1穴,每日针1次,10次为1个疗程。休息3日后,可行第二疗程。

(2)药物离子导入:丹参注射液或三七注射液电离子导入,每日1次,每次15分钟,10次为1个疗程。休息2~5日后,可行第二疗程。

七、预防与调护

应避免情绪激动及精神过度紧张,注意避免熬夜及过度劳累。戒烟慎酒,限食辛辣、油腻食品。

视瞻昏渺*

视瞻昏渺是指眼外观无异常,视物昏蒙,随年龄增大而视力减退日渐加重,终致失明的眼病。病名首见于《证治准绳·杂病·七窍门》。相当于西医学的"年龄相关性黄斑变性"。多发生于50岁以上的中老年人,是老年人致盲最主要的原因之一,除年龄外,与患者的种族、性别、家族史等有关。

一、病因病机

1. 饮食不节,脾失健运,不能运化水湿,聚湿生痰,浊气上泛,或脾气虚弱,气虚血瘀,视物昏蒙。

2. 老年人肝肾亏虚,精血不足,目失濡养或阴虚火炎,灼烁津液以致神光暗淡。劳思竭视,耗伤心血或素体气血不足,以致目昏不明。

二、诊断依据

1. 视物昏蒙,视物变形。

2. 眼底检查:干性者早期可见后极部视网膜有散在、边界欠清的玻璃膜疣,黄斑区色素紊乱;后期视网膜色素紊乱或呈地图状色素上皮萎缩。湿性者初期可见后极部有污浊之灰白色隆起的视网膜下新生血管膜,其周围深层或浅层出血,及残留的出血块和玻璃膜疣。病变范围小者约1个视盘直径,大者波及整个后极部。出血多者可见视网膜前出血,甚而达玻璃体内,形成玻璃体积血。

3. 视网膜荧光素血管造影:干性者早期可见后极部视网膜大量玻璃膜疣或呈地图状强的透见荧光;后期脉络膜毛细血管萎缩、闭塞而呈低荧光区。湿性者在动脉期可见脉络膜新生血管呈花边状、辐射状或绒球状的形态,后期呈现一片荧光素渗漏区,出血区则呈遮蔽荧光。病变晚期视网膜下新生血管形成一片机化瘢痕。吲哚青绿脉络膜血管造影检查可显示FFA发现不了的脉络膜新生血管。

4. OCT 检查:黄斑区中心凹神经上皮下强反射灶,并伴有神经上皮下积液。

三、鉴别诊断

本病需与视瞻有色相鉴别。视瞻昏渺干性与湿性亦需相鉴别。

四、中医治疗

1. 治疗原则:辨证论治可有效缩短病程,减少复发。

2. 辨证论治

(1) 痰湿蕴结

【证候】视物昏蒙,视物变形,眼底表现同眼部检查之干性者;全身可伴胸膈胀满,眩晕心悸,肢体乏力。舌苔白腻,脉沉滑或弦滑。

【治法】燥湿化痰,软坚散结。

【代表方】二陈汤加减。

(2) 瘀血阻络

【证候】视力下降,视物变形,眼底同眼部检查之湿性者;可伴头痛失眠。舌质黯红,有瘀斑,苔薄,脉沉涩或弦涩。

【治法】活血化瘀,行气消滞。

【代表方】血府逐瘀汤加减。中成药可予血府逐瘀口服液。

(3) 肝肾阴虚

【证候】视物模糊,视物变形,眼前有黑影遮挡,甚至视力骤降,视物不见,眼底可见黄斑部出血,呈片状或圆点状,或网膜前大量出血,甚至进入玻璃体;常伴有心悸失眠,手足心热,面赤颧红。舌红少苔,脉细数或弦数。

【治法】滋养肝肾。

【代表方】杞菊地黄丸加减。中成药可予知柏地黄丸、杞菊地黄丸。

(4) 气血亏虚

【证候】视物模糊,视物变形,眼前有黑影遮挡,甚至视力骤降,视物不见,眼底可见黄斑部出血;可伴神疲乏力,食少纳呆。舌淡苔白,脉细无力。

【治法】益气补血。

【代表方】人参养荣汤加减。中成药可予生脉饮。

五、西医治疗

1. 干性型:无有效治疗方法。

2. 湿性型： 新生血管位于中心凹 500 μm 以外者，可激光光凝封闭新生血管，防止继续发展，但不能防止复发，故光凝后仍需密切观察。

近期有光动力疗法、经瞳孔温热疗法，均为封闭新生血管而采取的特定波长激光治疗；Avastin、Lucentis 玻璃体腔内注射，也是近几年推出的新疗法之一。

六、专科特色疗法

1. 针刺治疗：常用穴位有睛明、承泣、球后、瞳子髎、丝竹空、攒竹、四白、阳白、翳明、风池、百会、合谷、肝俞、肾俞、脾俞、足三里、足光明、三阴交等。一般每次取眼周穴位 1~2 个，肢体穴位 1~2 个，分组交替运用，每日或隔日针 1 次，10 次为 1 个疗程。

2. 支持治疗：适用于干性者，补充微量元素及维生素，可口服葡萄糖酸锌、维生素 C、维生素 E 等，以保护视细胞。

七、预防与调护

1. 合理饮食，戒除烟酒。
2. 太阳辐射、可见光均可致黄斑损伤，日光下应戴遮阳帽，雪地、水面应戴滤光镜以保护眼睛免受光的损害。

3. 一眼已患老年性黄斑变性,应严格监测健眼,一旦发病,立即就诊。

高 风 内 障*

高风内障是以夜盲和视野逐渐缩窄为特征的眼病。病名首见于《证治准绳·杂病·七窍门》,又称为高风雀目、高风障症、阴风障。本病多从青少年时期发病,均为双眼发病。相当于西医学的原发性视网膜色素变性,是一组以进行性感光细胞及色素上皮功能丧失为共同表现的遗传性视网膜变性疾病。世界各国发病率 1/3 000~1/5 000,估计目前全世界已有患者约 150 万人。是眼底病致盲重要的原因之一。

一、病因病机

1. 禀赋不足,命门火衰,阳虚无以抗阴,阳气陷于阴中,不能自振,目失温煦所致。

2. 素体真阴不足,阴虚不能济阳,阴精亏损,阳气不能为用而病。

3. 脾胃虚弱,气血不足,养目之源匮乏,目不能视物。

二、诊断依据

1. 进行性夜盲,晚期视力障碍,最终可致失明。暗适应能力差。

2. 视野进行性缩小,晚期呈管状视野。

3. 眼底:视网膜白点状或骨细胞样或不规则状色素沉着。晚期眼底可见视盘呈蜡黄色萎缩,血管变细,视网膜呈青灰色,黄斑色暗。

4. 视觉电生理检查:EOG 峰谷比明显降低或熄灭,这是早期最灵敏的特征;ERG b 波消失是本病的典型改变。暗适应能力差也有助于本病的早期诊断。

5. 视网膜荧光血管造影:早期有斑驳状强荧光,病变明显时,显现大片的透见荧光,色素沉着处为遮蔽荧光,晚期因脉络膜毛细血管萎缩而表现为大面积的弱荧光并见脉络膜血管。

三、鉴别诊断

本病需与疳积上目相鉴别。

四、中医治疗

1. 治疗原则:本病无有效治愈方法,中医辨证施治可避免视功能迅速恶化。

2. 辨证论治

（1）肾阳不足

【证候】夜盲,视野进行性缩窄,眼底检查见视网膜骨细胞样色素沉着;伴腰膝酸软,形寒肢冷,夜尿频频,小便清长。舌淡苔薄白,脉沉弱。

【治法】温补肾阳。

【代表方】右归丸加减。

（2）肝肾阴虚

【证候】夜盲,视野进行性缩窄,眼底检查见视网膜骨细胞样色素沉着,伴头晕耳鸣。舌红少苔,脉细数。

【治法】滋补肝肾。

【代表方】明目地黄丸加减。中成药可予金匮肾气丸、明目地黄丸。

（3）脾气虚弱

【证候】夜盲,视野进行性缩窄,眼底检查见视网膜骨细胞样色素沉着;兼见面色无华,神疲乏力,食少纳呆。舌淡苔白,脉弱。

【治法】健脾益气。

【代表方】参苓白术散加减。

五、西医治疗

无有效疗法。近年来进行色素上皮细胞、视网膜感光细胞、干细胞移植手术及基因治疗的研究,均取得令人鼓舞的进展。

六、中医特色疗法

针刺治疗:常用穴位有攒竹、睛明、球后、瞳子髎、丝竹空、承泣、风池、百会、肝俞、肾俞、脾俞、足三里、光明、三阴交等。每次眼部取 1~2 穴,肢体取 2 穴,隔日针 1 次,10 次为 1 个疗程。

七、预防与调护

1. 注意避光,平时可戴太阳镜。
2. 禁止近亲结婚。

暴　　盲*

暴盲是指患眼外观正常,猝然一眼或双眼视力急剧下降,视衣或目系可见典型病变为特征的致盲眼病。病名首见于《证治准绳·杂病·七窍门》,又称"落气眼"。其中又有络阻暴盲、络损暴盲、目系暴盲、视衣暴盲等之分。

络阻暴盲相当于"视网膜中央动脉阻塞",虽不是常见病,但却是极其严重损害视力的眼病,不同的阻塞(中央动脉、分支动脉、睫状动脉),致相应的视网膜缺血、缺氧而水肿,视细胞迅速死亡,而致不同程度的视力损失。

络损暴盲相当于西医学的"视网膜中央或分支静脉阻塞""视网膜血管炎"等因血管壁渗漏或破损引起出血而视力骤降的眼病,是较易致盲的眼底病,仅次于糖尿病性视网膜病变,以老年患者多见。

目系暴盲相当于西医学的"急性视神经炎""严重前部缺血性视神经病变"等引起视力突然下降的视神经病变,分为视盘炎和球后视神经炎。可单眼或双眼发病,无明显季节性,起病急,可造成严重的视功能障碍。

视衣脱离相当于西医学的"视网膜脱离",是指视网膜内九层与色素上皮层之间的分离而引起视功能障碍的眼病。

一、病因病机

1. 络阻暴盲:忿怒暴悖,气机逆乱,气血上壅,血络瘀阻。偏食肥甘燥腻,或恣酒嗜辣,痰热内生,血脉闭塞。年老阴亏,肝肾不足,肝阳上亢,气血并逆,瘀滞脉络。心气亏虚,推动乏力,血行滞缓,血脉瘀塞。

2. 络损暴盲:情志内伤,肝气郁结,肝失调达,气滞血郁,血行不畅,瘀滞脉内,瘀久则脉络破损而出血。肝肾阴亏,水不涵木,肝阳上亢,气血上逆,血不循经而外溢。过食肥甘厚味,痰湿内生,痰凝气滞,血脉瘀阻出血。劳瞻竭视,阴血暗耗,心血不足,无以化气则脾气虚弱,血失统摄,血溢脉外。

3. 目系暴盲: 六淫外感或五志过极,肝火内盛,循肝经上扰,灼伤目系发病。悲伤过度,情志内伤,或忿怒暴悖,肝失条达,气机郁滞,上壅目系,神光受遏。热病伤阴或素体阴亏,阴精亏耗,水不济木,虚火内生,上炎目系。久病体虚,或素体虚弱,或产后血亏,气血亏虚,目系失养。

4. 视衣脱离: 禀赋不足或劳瞻竭视,精血暗耗,肝肾两虚,神膏变性,目失所养。脾胃气虚,运化失司,固摄无权,水湿停滞,上泛目窍。头眼部外伤,视衣受损。

二、诊断依据

1. 络阻暴盲: ① 突然视力下降或丧失。② 视网膜动脉极细,血柱呈节段状。③ 视网膜中央动脉阻塞时,后极部广泛性灰白色水肿,黄斑樱桃红。④ 眼底荧光血管造影:视网膜中央动脉主干或小分支无灌注;动脉及静脉充盈迟缓,视网膜循环时间延长;毛细血管无灌注区形成;部分血管壁的荧光素渗漏;晚期患者可能见不到阻塞的荧光征象。

2. 络损暴盲: ① 视力骤降,或有眼前黑影飘动,严重者视力可骤降至眼前手动。中老年发病者常有高血压等病史,青年发病者常有反复发作的眼前黑影史。② 眼底检查:视网膜静脉粗大迂曲,隐没于出血及水肿之中,视网膜火焰状出血及水肿,严重者可见视盘充血、水肿,稍久则有黄白色硬性渗出或棉絮状白斑,或黄斑囊样水肿,视网膜动脉可有反光增强等征象;视网膜静脉周围炎者,多见周边部血管出血及新生血管,静脉旁出现白鞘或机化膜。眼底出血量多并进入玻璃体者,眼底无法窥清。③ 荧光素眼底血管造影:早期可见视网膜静脉荧光素回流缓慢、充盈时间延长,出血区遮蔽荧光,阻塞区毛细血管扩张或有微动脉瘤;后期可见毛细血管的荧光素渗漏、静脉管壁染色;或可见毛细血管无灌注区、黄斑区水肿、新生血管的荧光表现。视网膜血管炎者上述表现多在视网膜周边部。

3. 目系暴盲: ① 视力突然下降甚至短期失明;部分患者转动眼球时疼痛或感眼球深部疼痛。儿童可伴头痛、呕吐。② 视盘炎及缺血性视神经病变者,眼底检查:视盘充血,边界模糊,严重时视盘充血肿胀,但不超过2~3个屈光度,视网膜中央静脉充盈、迂曲,视盘及其周围可见少许出血和渗出、水肿;球后视神经炎者,眼球转动时有疼痛,内、外眼检查常无异常改变。③ 急性者有瞳孔散大,对光反应迟钝。④ 视野检查：急性视神经炎者中心暗点、旁中心暗点或周边视野缩小；缺血性视神经病变者常见水平性、象限性缺损等视野异常。⑤ 视觉诱发电位检查：可见 FVEP 和 PVEP 的 P 波振幅下降、峰潜时延长。⑥ 荧光素血管造影：急性视盘炎时，可见视盘上毛细血管扩张及荧光素渗漏；缺血性视神经病变者表现为视盘荧光充盈迟缓或荧光缺损。

4. 视衣脱离： ① 发病前有黑影飘动或闪光感；视物可有变形、弯曲，不同程度视力下降或有幕状黑影逐渐扩大，甚者视力下降。视野缺损。② 眼底检查见视网膜灰白色隆起，血管爬行其上；严重者可见数个半球形隆起，或呈宽窄不等的漏斗形，甚则漏斗闭合不见视盘；裂孔大小不一，形状各异。③ 眼部 A/B 超、OCT 检查可证实。

三、中医治疗

1. 治疗原则

（1）络阻暴盲：本病为眼科急重症，抢救应尽早、尽快，以通为要，兼顾脏腑之虚实，辅以益气、行气。

（2）络损暴盲：首先应找出病因，针对病因进行治疗。

（3）目系暴盲：本病对视力危害极大，属眼科急重症，当早期中西医结合治疗及时抢救视力。

(4) 视衣脱离：孔源性视网膜脱离，应尽早施行视网膜复位术，视力恢复与术前黄斑是否脱离、脱离时间的长短密切相关。牵拉性网脱需玻璃体切割联合视网膜复位术。渗出性网脱主要检查原发病，针对原发病进行治疗。

2. 辨证论治

(1) 络阻暴盲

1) 气血瘀阻

【证候】眼外观端好，骤然盲无所见，眼底后极部视网膜广泛性灰白色水肿，黄斑区樱桃红；伴急躁易怒，胸胁胀满。舌有瘀点，脉弦或涩。

【治法】行气活血，通窍明目。

【代表方】通窍活血汤加减。中成药可予复方丹参滴丸。

2) 痰热上壅

【证候】外眼如常，视力骤然下降，眼底视网膜后极部水肿，色灰，黄斑区樱桃红。形体多较胖，头眩而重，胸闷烦躁，食少恶心，口苦痰稠。舌苔黄腻，脉弦滑。

【治法】涤痰通络，活血开窍。

【代表方】涤痰汤加减。

3) 肝阳上亢

【证候】外眼正常，视力骤然下降，眼底视网膜后极部水肿,色灰,黄斑区樱桃红;伴头痛眼胀或眩晕时作,急躁易怒,面赤烘热,心悸健忘,失眠多梦,口苦咽干。脉弦细或数。

【治法】滋阴潜阳,活血通络。

【代表方】镇肝熄风汤加减。

4) 气虚血瘀

【证候】发病日久,视物昏蒙,动脉细而色淡红或呈白色线条状,视网膜水肿,视盘色淡白;或伴短气乏力,面色萎黄,倦怠懒言。舌淡有瘀斑,脉涩或结代。

【治法】补气养血,化瘀通脉。

【代表方】补阳还五汤加减。

(2) 络损暴盲

1) 气滞血瘀

【证候】眼外观端好,视力急降,眼底检查见视网膜火焰状出血及水肿,静脉粗大迂曲,隐没于出血及水肿之中;眼胀头痛,胸胁胀痛,或情志抑郁,食少嗳气,或忿怒暴悖,烦躁失眠。舌红有瘀斑,苔薄白,脉涩或弦等。

【治法】理气解郁,化瘀止血。

【代表方】血府逐瘀汤加减。中成药可予云南白药、复方血栓通胶囊。

2) 阴虚阳亢

【证候】视力急降,眼底检查见视网膜火焰状出血及水肿,视网膜动脉反光增强;兼见头晕耳鸣,面热潮红,头重脚轻,失眠多梦,烦躁易怒,腰膝酸软。舌红少苔,脉弦细。

【治法】滋阴潜阳。

【代表方】天麻钩藤饮加减。

3) 痰瘀互结

【证候】外眼正常,视力急降,眼底检查见视网膜火焰状出血,水肿明显,黄斑囊样水肿,并有黄白色硬性渗出或棉絮状白斑;形体肥胖,兼见头重眩晕,胸闷脘胀。舌苔腻或舌有瘀点,脉弦或滑。

【治法】清热除湿,化瘀通络。

【代表方】桃红四物汤加减。

4) 心脾两虚

【证候】病程较久,视网膜静脉反复出血,其色较淡;常伴有面色萎黄或㿠白,心悸健忘,肢体倦怠,少气懒言,月经量少或淋漓不断,纳差便溏。舌淡胖,脉弱。

【治法】养心健脾,益气摄血。

【代表方】归脾汤加减。

(3) 目系暴盲

1) 肝经实热。

【证候】视力急降甚至失明,伴眼球胀痛或转动时作痛,眼底可见视盘充血肿胀,边界不清,视网膜静脉扩张,迂曲,颜色紫红,视盘周围水肿、渗出、出血,或眼底无异常;全身症见头胀耳鸣,胁痛口苦。舌红苔黄,脉弦数。

【治法】清肝泻热,兼通瘀滞。

【代表方】龙胆泻肝汤加减。

2）肝郁气滞

【证候】视力骤降,眼球后隐痛或眼球胀痛,眼部可见视盘充血肿胀,边界不清,视网膜静脉扩张,迂曲,颜色紫红,视盘周围水肿、渗出、出血;患者平素情志抑郁或妇女月经不调,喜叹息,胸胁疼痛,头晕目眩,口苦咽干。舌质暗红,苔薄白,脉弦细。

【治法】疏肝解郁,行气活血。

【代表方】逍遥散合桃红四物汤加减。

3）阴虚火旺

【证候】视力骤降,眼球后隐痛或眼球胀痛,眼部可见视盘充血肿胀,边界不清,视网膜静脉扩张,迂曲,颜色紫红,视盘周围水肿、渗出、出血;全身症见头晕目眩,无心烦热、颧赤唇红,口干。舌红苔少,脉细数。

【治法】滋阴降火,活血祛瘀。

【代表方】知柏地黄丸加减。

4）气血两虚

【证候】视物模糊,病久体弱,或失血过多,或产后哺乳期发病;兼面白无华或萎黄,爪甲唇色淡白,少气懒言,倦怠神疲。舌淡嫩,脉细弱。

【治法】补益气血,通脉开窍。

【代表方】人参养荣汤加减。

(4) 视衣脱离

1) 脾虚湿泛

【证候】视物昏蒙,玻璃体混浊,视网膜脱离;或术后视网膜下方仍有积液者,伴倦怠乏力,面色少华,或有食少便溏;舌淡胖有齿痕。苔白滑,脉细或濡。

【治法】健脾益气,利水化浊。

【代表方】补中益气汤合四苓散加减。

2) 脉络瘀滞

【证候】头眼部外伤或术后视网膜水肿或残留视网膜下积液,结膜充血、肿胀,伴眼痛头痛。舌质暗红或有瘀斑,脉弦涩。

【治法】养血活血,祛风止痛。

【代表方】桃红四物汤加减。

3) 肝肾阴虚

【证候】久病失养或术后视力不升,眼见黑花、闪光,眼底见视网膜脱离;伴头晕耳鸣,失眠健忘,腰膝酸软。舌红少苔,脉细。

【治法】滋补肝肾。

【代表方】驻景丸加减。

四、西医治疗

1. 络阻暴盲：舌下含化三硝酸甘油酯片，0.3～0.6 mg，每日 2～3 次。球后注射妥拉苏林 12.5 mg 或阿托品 1 mg。间歇性按摩眼球以降眼压。吸入 95%氧及 5%二氧化碳混合气体。

2. 络损暴盲：选用降低血液黏度药物，如静脉滴注低分子右旋糖酐，口服小剂量阿司匹林等减少血小板凝集。视网膜广泛激光光凝术或玻璃体切割术，防止有新生血管形成，预防复发出血及并发新生血管性青光眼。

3. 目系暴盲：应用糖皮质激素：地塞米松静脉滴注或口服强的松。抗生素治疗。支持疗法及病因治法：补充 B 类维生素及应用血管扩张剂。

4. 视衣脱离：对原发性孔源性视网膜脱离，应尽早手术治疗。根据视网膜脱离的具体情况，选择巩膜外硅胶垫压术、巩膜环扎术、玻璃体切割术、玻璃体腔内充填惰性气体或硅油等。

五、专科特色疗法

1. 络阻暴盲：静滴葛根素注射液、醒脑静注射液。针刺治疗。

2. 络损暴盲：静滴血栓通注射液、葛根素注射液。原发病治疗,如有血管炎症,可结合糖皮质激素治疗。直流电离子导入:选用丹参或血栓通注射液作眼局部电离子导入。如有玻璃体积血经治疗半年以上不吸收,或经 B 超检查有机化膜形成,甚至视网膜脱离者,应考虑行玻璃体切除术。

3. 目系暴盲:静滴清开林注射液、醒脑静注射液、川芎嗪注射液。针刺治疗。

4. 视衣脱离:激光光凝、冷凝或透热电凝,使裂孔周围的视网膜、脉络膜产生炎症,令裂孔封闭。

六、预防与调护

1. 络阻暴盲:平时应保持心情愉快,避免愤怒、紧张及烦躁暴怒。饮食宜清淡,忌肥甘油腻之品及烟酒刺激之物。一旦发现视力骤降,应及时就诊,以免延误病情。

2. 络损暴盲:出血期应适当休息,有新鲜玻璃体积血者,应半卧位,使积血下沉。饮食应清淡而富有营养,少食辛辣煎炸肥厚之品,戒烟慎酒。长期观察并治疗,心情舒畅,积极配合治疗。

3. 目系暴盲:避免悲观和急躁情绪而影响疗效加重病情。病后静养,以免阴血耗损。坚持及时治疗,忌随意中断或改换用药。

4. 视衣脱离:预防性激光治疗适用于周边部视

网膜格子样变性、囊样变性或干性裂孔者。术后患者应戒烟慎酒,少吃刺激性食物,保持大便通畅。手术前后应避免剧烈运动。

青　盲*

青盲是指眼外观正常,视盘色淡,视力渐降,甚至盲无所见的内障眼病。病名首见于《神农本草经·决明子》。相当于西医学的视神经萎缩。本病与性别、年龄无关。可由高风内障、络阻暴盲、目系暴盲、绿风内障、青风内障等失治或演变而成,亦可由其他全身疾病或头眼外伤引起。可单眼或双眼发病。

一、病因病机

1. 肝肾两亏,或禀赋不足,脾肾阳虚,精虚血少,不得荣目,目窍萎闭,郁遏不畅,神光遂没。

2. 情志抑郁,肝气不舒,经络郁滞,目窍郁闭,神光不得发越。

3. 头眼外伤,目系受损,或脑部肿瘤压迫目系,致脉络瘀阻,目窍闭塞而神光泯灭。

二、诊断依据

1. 视力逐渐下降,视野逐渐缩小,终致失明。

2. 视盘色泽变淡或蜡黄或苍白,边界清楚,血管正常或变细,筛板明显可见。

3. 视觉电生理检查,见 P 波峰时延长或振幅严重下降。

4. 头颅 CT 排除或确诊有无颅内占位性病变压迫视神经等。

三、鉴别诊断

本病需与目系暴盲相鉴别。

四、中医治疗

1. 治疗原则:针对病因治疗。

2. 辨证论治

(1) 肝肾不足

【证候】眼外观正常,视力渐降,视物昏蒙,甚至失明,视盘色泽变淡或蜡黄或苍白,边界清楚,血管正常或变细,筛板明显可见;全身症见头晕耳鸣、腰膝酸软。舌淡苔薄白,脉细。

【治法】补益肝肾。

【代表方】左归饮加减。

(2) 气血不足

【证候】视力渐降,外观如常,视盘色泽变淡或蜡黄或苍白,边界清楚,血管正常或变细,筛板明显可见;全身可见头晕心悸,失眠健忘,面色少华,神疲肢软。舌淡苔薄白,脉沉细。

【治法】益气养血。

【代表方】八珍汤加减。

(3) 肝气郁结

【证候】视物昏蒙,视盘色淡白或苍白,或视盘生理凹陷扩大加深如杯状,血管向鼻侧移位,动静脉变细;兼见情志抑郁,胸胁胀痛,口干口苦。舌红苔薄白或薄黄,脉弦或细弦。

【治法】疏肝解郁,开窍明目。

【代表方】丹栀逍遥散加减。

(4) 气血瘀滞

【证候】多因头眼外伤,视力渐丧,视盘色苍白,边界清,血管变细;全身兼见头痛健忘,失眠多梦。舌暗红或有瘀斑,苔薄白,脉涩。

【治法】行气活血,化瘀通络。

【代表方】通窍活血汤加减。

五、西医治疗

早期,应及时给予糖皮质激素,遵循"早期、大剂量、逐渐减量、长疗效"原则,中晚期则意义不大。再予神经营养类或活血化瘀扩张血管类药:B族维生素、ATP、辅酶 A、肌酐等药物。体外反搏及高压氧舱也可应用。在治疗同时必须禁烟酒,增强体质防止感冒。对垂体肿瘤可用放射治疗。外伤引起有骨折者应去除骨折,或行视神经减压术。如视神经受挫伤或颅内肿瘤等所致,应治疗原发病。

六、专科特色疗法

1. 针刺治疗: ① 体针:以取头颈部奇穴及足三阳经、足厥阴肝经、足少阴肾经穴位为主。主穴:睛明、上明、承泣、球后、丝竹空、风池。配穴:太阳、翳明、四白、攒竹、光明、足三里、三阴交、太冲、太溪、合谷、肝俞、肾俞。每次选 2～3 个主穴,3～4 个配穴,每日 1 次,10 次为 1 个疗程,间隔 3～5 日,进行第 2 个疗程。② 头针:取视区(位于枕骨粗隆上 4 厘米,左右旁开各 1 厘米),两针对称向下方刺入,每日或隔日针 1 次,10 日为 1 个疗程,休息 3 日后再行第 2 个疗程。

2. 神经营养药物及血管扩张药物配合治疗。

七、预防与调护

(1) 慎用奎宁、乙胺丁醇等对视神经有毒害作用的药物。

(2) 调情志,慎起居,戒烟酒,做好劳动保护。

异物入目

异物入目是指沙尘、金属碎屑等细小异物进入眼内,黏附或嵌顿于白睛、黑睛表层或胞睑内面的眼病。病名首见于《中医临证备要》,又称眯目发扬、飞丝入目、物偶入睛、飞尘入目、眯目飞尘外障。相当于西医学的结膜异物、角膜异物。

一、诊断依据

1. 有明确的异物入目史。
2. 伤眼碜涩疼痛,羞明流泪。
3. 在白睛、黑睛表面或胞睑内面查见异物。

二、治疗

应及时清除异物、防止感染。粘于睑内、白睛或黑睛表层的异物,可用生理盐水冲洗去除。黑睛深层的异物,采用角膜异物剔除术。次日复查,观察有无异物残留及创面愈合情况。

三、预防与调护

在异物入目机会较多的场地工作时,须戴防护眼镜或面罩。若有异物入目,不要拖延时间,应及时正确处理,切勿乱施揉擦或随意挑拨,以免加重病情或变生他症。

撞 击 伤 目 *

撞击伤目是指眼部受钝力撞击但无穿破伤口的眼病。中医古籍无该病名的记载,因撞击部位的不同,有被物撞打、振胞瘀痛、惊震外障、触伤其气等病名。相当于西医学的机械性非穿通性眼外伤。又称眼球钝挫伤,占眼外伤总数的1/3以上。

一、病因病机

1. 多因球类、拳头、棍棒、石块、金属制品、皮带等钝性物体撞击眼部。

2. 高压液体、气体冲击眼部。

3. 头面部突然撞击墙体等硬性物,伤及眼球。

4. 眼部邻近组织损伤或头面部受到强烈震击,亦可伤及眼珠。

二、诊断依据

1. 有钝物撞击头目史。

2. 眼部有肿胀、疼痛、视力下降等症状。

3. 眼部表现:① 胞睑受伤:轻则胞睑青紫;重则

胞睑青紫高肿,状如杯覆。② 白睛受伤:白睛溢血。③ 黑睛受伤:黑睛条状、片状混浊,伴有抱轮红赤;重者变生凝脂翳。④ 黄仁受伤:瞳神散大;黄仁断裂,瞳神不圆,呈"D"形或新月形;若黄仁脉络受损,可见血灌瞳神,若日久不散,可致黑睛血染,失去晶莹明澈。⑤ 晶珠受伤:晶体半脱位或全脱位,或脱于神膏中,或倚于瞳孔之间;或见晶珠日渐混浊,变生惊震内障。⑥ 眼底受伤:视网膜水肿、出血,甚则玻璃体积血,眼底不能窥见;或见视网膜脱离、视神经挫伤、脉络膜视网膜破裂等。⑦ 眼眶受伤:眼眶骨折,眶内瘀血。⑧ 眼外肌受伤:眼珠准定失灵,视一为二。

三、中医治疗

1. 治疗原则:依据伤情,必要时结合手术治疗。

2. 辨证论治

(1) 撞击络伤

【证候】胞睑青紫,肿胀难睁;或白睛溢血,色如胭脂;或眶内瘀血,目珠突出;或血灌瞳神,视力障碍;或眼底出血,变生络损暴盲、目系暴盲。

【治法】早期止血,后期化瘀。

【代表方】止血用十灰散,化瘀用祛瘀汤。

(2) 血瘀气滞

【证候】上胞下垂,目珠偏斜,瞳神紧小或散大不收;或视衣水肿,视物不清;或眼珠胀痛,眼压升高。

【治法】行气活血,化瘀止痛。

【代表方】血府逐瘀汤加减。

四、西医治疗

一般原则:① 胞睑肿胀青紫者,24 小时内宜冷敷,24 小时后改为热敷。② 黑睛混浊者,抗生素眼药水点眼。③ 前房积血经药物治疗 4～5 日无吸收且眼压持续上升者,可行前房冲洗术。④ 晶珠混浊、视力严重障碍者,可作白内障超声乳化摘除术或囊外摘除术。⑤ 合并眶骨、颅底骨折者,需请相关科室会诊手术治疗。

五、预防与调护

1. 加强宣传教育,严格执行安全操作制度,做好安全防护。

2. 饮食清淡,保持大便通畅。

3. 血灌瞳神者,宜用眼垫遮盖双眼,半卧位休息。

真 睛 破 损 *

真睛破损是指眼珠为物所伤且有伤口的眼病。《证治准绳·杂病·七窍门》称其为物损真睛,又名偶被物撞破外障、被物撞破。可伴有眼内异物,甚至可影响健眼,是一种严重的眼外伤。相当于西医学的机械性穿透性眼外伤。本病预后主要与损伤的严重程度和部位、有无眼内异物有关。

一、病因病机

1. 锐器或不可控力量刺破眼珠。
2. 高速飞溅之金石铁屑、碎石破片穿破眼珠。
3. 过猛钝力碰撞挤压致真睛破损。

二、诊断依据

1. 有外伤史及眼珠破损伤口。
2. 伤眼视力障碍,并有相应症状。
3. 部分患者可有眼内异物。

三、中医治疗

1. 治疗原则:真睛破损是眼科的急症,应以手术治疗为主,术后可以中医辨证治疗。

2. 辨证论治

(1) 风邪乘袭

【证候】伤眼疼痛,胞睑难睁,畏光流泪,视力骤降,白睛、黑睛破损,或眼珠内容物脱出。舌苔薄白或薄黄,脉弦紧或弦数。

【治法】除风益损。

【代表方】除风益损汤加减。

(2) 热毒壅盛

【证候】伤眼剧痛,视力骤降,伤口污秽浮肿,胞睑肿胀,白睛混赤,瞳神紧小,神水混浊,黄液上冲,眼珠突出,转动失灵,头痛。舌红苔黄,脉弦数。

【治法】清热解毒,凉血化瘀。

【代表方】经效散合五味消毒饮加减。

(3) 感伤健眼

【证候】伤眼白睛或黑睛破损,迁延难愈,红赤难退,或反复发作;健眼出现视物模糊,或视力剧降,羞明流泪,抱轮红赤或混赤,黑睛后壁附有细小沉着物,瞳神紧小,神水混浊,神膏混浊,视盘充血水肿,视衣出现黄白色点状渗出等症。

【治法】清热解毒,平肝泻火,凉血化瘀。

【代表方】泻脑汤加减。

四、西医治疗

先用0.9%生理盐水轻轻冲洗后,再清创缝合,并散瞳,涂抗生素眼药膏、包扎伤眼。滴抗生素眼药水,或选用糖皮质激素眼药水。注射破伤风抗毒素。

五、预防与调护

1. 建立健全生产和操作安全的规章制度,遵守操作规程,加强劳动保护,避免眼外伤的发生。
2. 加强儿童、学生的安全教育,避免玩弄锐利、有弹性、爆炸性的物品。
3. 饮食清淡,保持大便通畅。

酸 碱 入 目 *

本病是指化学性物质进入或接触眼部并引起眼部组织损伤的眼病,为眼科急重症。古代文献未见记载。相当于西医学的眼化学伤,其病情的轻重和预后与化学物质的性质、浓度、量的多少及与眼接触时间的长短、急救措施是否恰当等因素有关。

一、病因病机

有酸性或碱性物质与眼部接触史。

二、诊断依据

1. 有明确的化学物质与眼部接触史。
2. 眼部刺痛、畏光流泪,视力下降。
3. 白睛红赤或混赤,黑睛混浊或坏死等症。

三、鉴别诊断

1. 酸性损伤：创面边界清晰且浅,可不扩大加深,坏死组织容易分离脱落,眼内组织反应较小而轻。

2. 碱性损伤：创面边界不清且较深,易扩大加深,坏死组织不易分离,眼内组织反应重,易引起瞳神紧小、晶珠混浊、绿风内障等症。

四、治疗

1. 治疗原则：急救冲洗,彻底清除酸碱物质、减轻眼部组织损伤,预防并发症,提高视力。

2. 急救冲洗：立即用清水彻底冲洗,冲洗越迅速、彻底,预后越好。

3. 中和冲洗：酸性伤,用 $2\%\sim 3\%$ $NaHCO_3$ 液冲洗;碱性伤,用 3% 硼酸液冲洗,石灰所伤用 0.37% 依地酸二钠液冲洗。

4. 结膜下注射：酸性伤,用 5% 磺胺嘧啶钠 2 ml;碱性伤用 10% 维生素 C $0.5\sim 1$ ml。

5. 滴眼药水：石灰所伤,滴 0.37% 依地酸二钠溶液;出现瞳神紧小或干缺,滴 1% 阿托品眼药水或眼药膏;碱性伤,滴半胱氨酸眼药水。

6. 手术治疗：根据病情,选择球结膜切开冲洗术、前房穿刺术、结膜囊成形术及角膜移植术。

五、预防与调护

建立健全安全规章制度,加强防护措施,避免发生化学性眼损伤。少食辛辣刺激性食品,注意眼部卫生。

爆 炸 伤 目 *

爆炸伤目是指眼睑或眼珠被爆炸物所伤的眼病。古代文献未见详细记载。可伴有眼内异物,甚至可影响健眼,是一种严重的眼外伤。相当于西医学的眼爆炸伤。本病预后主要与损伤的严重程度和部位、有无眼内异物有关。

一、病因病机

有爆炸物接触史。

二、诊断依据

1. 有爆炸伤史及眼睑或眼珠损伤口。
2. 伤眼视力障碍,并有相应症状。
3. 部分患者可有眼内异物。

三、治疗

爆炸伤目是眼科急症,应以手术治疗为主,术后可中医辨证治疗。

先用生理盐水轻轻冲洗后,再去除眼睑或眼珠表面的爆炸物残渣,有伤口须清创缝合,剔除异物,及时散瞳,涂抗生素眼药膏、包扎伤眼;滴抗生素眼药水,或选用糖皮质激素眼药水;注射破伤风抗毒素。如有眼内异物,须行球内异物取出术。

四、预防与调护

1. 矿区等场所应建立健全生产和操作过程的规章制度,遵守操作规程,加强劳动保护,避免眼外伤的发生。

2. 加强市民的安全教育,避免购买及点燃劣质烟花、液化气罐,不接触雷管等爆炸性物品。

辐射线伤目 *

辐射线伤目是指电磁波谱中除可见光线外,眼被其他电磁波所伤引起的眼病。相当于西医学的辐射性眼损伤。物理的热作用,如红外线、微波损害;化学的光化学作用,如紫外线损害;电离的生物作用,如X线、γ射线、镭、中子流等损害。其病变的轻重与电磁波的强度、照射时间的长短及接触的距离有关,症状一般持续6~8小时,在1~2日内逐渐消退。

一、病因病机

在各种环境中,有电磁波照射或反射史。

二、诊断依据

1. 有接受电磁波照射病史。
2. 潜伏期一般为 6～8 h,不超过 24 h。
3. 眼部异物感、畏光、流泪、剧烈疼痛。
4. 胞睑痉挛、白睛混赤、水肿,黑睛点状星翳。

三、治疗

1. 发作时应以止痛为要,主要依靠自身组织的修复。
2. 局部冷敷可止痛。
3. 若剧烈疼痛,可滴用 0.25%～0.5% 地卡因眼药水,但不宜多滴。
4. 人乳、鲜牛乳或鸡蛋清点眼,可缓解症状。
5. 滴用抗生素眼药水或眼药膏,以防感染。

四、预防与调护

焊接操作者和 10 m 范围内的工作人员,应戴防护面罩,车间可用吸收紫外线涂料粉刷墙壁。在雪地、冰川、沙漠、海面作业的人员,应戴好防护眼镜。

近 视 *

近视是指眼在调节松弛状态下,平行光线经眼的屈光系统的折射后焦点落在视网膜之前的眼病。病名首见于《目经大成·八十一证》,称目不能远视,又名"能近怯远"。相当于西医学的近视。近年来,我国青少年近视的发病率逐年增高,高中生近视发病率已超过80%。

一、病因病机

1. 过用目力,久视伤血,血伤气损,以致目中神光不能发越于远处。
2. 肝肾两虚,禀赋不足,神光衰弱,光华不能远及而仅能视近。

二、诊断依据

1. 远视力减退,近视力正常。近视度数越高,远视力越差,光敏感度降低。
2. 视疲劳。可出现畏光、眼干、异物感、眼皮沉重、眼痛、头痛等。
3. 眼位偏斜是由于调节和集合不协调所致。
4. 眼球前后径变长,眼球向前突出。

5. 眼底改变：豹纹状眼底、近视弧形斑、黄斑部病变、后巩膜葡萄肿、周边眼底病变。

6. 验光检查为近视。

三、中医治疗

1. 治疗原则：积极治疗假性近视，预防真性近视的发生、发展。

2. 辨证论治

（1）气血不足

【证候】视近清晰，视远模糊，眼底或可见视网膜呈豹纹状改变；或兼见面色㿠白，神疲乏力。舌质淡，苔薄白，脉细弱。

【治法】补血益气。

【代表方】当归补血汤加减。

（2）肝肾两虚

【证候】能近怯远，可有眼前黑影飘动，眼底可见玻璃体液化混浊，视网膜呈豹纹状改变；或有头晕耳鸣，腰膝酸软，寐差多梦。舌质淡，脉细弱或弦细。

【治法】滋补肝肾。

【代表方】驻景丸加减。

四、西医治疗

戴镜矫正。假性近视不需戴镜，可滴用睫状肌麻痹剂,如:1%阿托品眼水或0.5%托吡卡胺眼水或雾视疗法,以松弛睫状肌。对于真性近视应及时进行矫正。

配镜原则:选用使患者获得最佳视力的最低度数的镜片。

五、专科特色疗法

1. 针刺治疗: 按局部取穴(即眼部穴位)为主,全身取穴为辅的取穴原则,根据患者体质与病情的需要,选出2~3个穴位组,定期轮换使用穴位。

(1) 体针:常用下列数组穴位:承泣、翳明、四白、肩中俞;头维、攒竹、球后、风池;睛明、光明、太阳、太冲;百会、鱼腰、丝竹空、完骨等,每日针刺1组,轮换取穴,10日为1个疗程。

(2) 耳针:常取耳穴之神门、肝、脾、肾、眼、目$_1$、目$_2$或在耳区寻找病理性压痛点,以皮内针或用王不留行子等贴压于穴位,每日自行按摩3~4次,5~7日为1个疗程,疗程间隔3~5日。

(3) 梅花针:用梅花针轻轻打刺太阳穴、眶周;或打刺背部脊椎两侧(华佗夹脊穴),每日1次,10次为1个疗程。

2. 推拿治疗: 主穴取攒竹下3分,配穴取攒竹、鱼腰、丝竹空、四白、睛明,可自我推拿或相互推拿,即以食指指端按住穴位,先主穴,后配穴,对准穴位作小圆圈按摩,共10分钟。通常1个月为1个疗程。

六、预防与调护

1. 养成良好的用眼习惯,阅读和书写时保持端正的姿势,眼与书本应保持30厘米左右的距离,不在走路、乘车或卧床情况下看书。

2. 学习和工作环境照明要适度,照明应无眩光或闪烁,黑板无反光,不在阳光照射或暗光下阅读或写字。

3. 定期检查视力,对近期远视力下降者应查明原因,积极治疗,对验光确诊的近视应配戴合适的眼镜以保持良好的视力及正常调节和集合。

4. 加强体育锻炼,注意营养,增强体质。

远　　视 *

远视是指眼在调节松弛状态下,平行光线经眼的屈光系统折射后焦点落在视网膜之后,在视网膜上形成一个弥散环,不能形成清晰的物像,病名首见于《目经大成·远视》,又称能远怯近症。相当于西医学的远视。

一、病因病机

禀赋不足,阳不生阴,阴精不能收敛,目失濡养则目中光华不能收敛视近。

二、诊断依据

1. 轻度远视者,远近视力尚可;高度远视者,远近视力均下降。
2. 视疲劳。
3. 远视眼的病理变化:视盘较小,高度远视儿童可有内斜视。
4. 验光检查为远视。

三、中医治疗

1. 治疗原则:矫治屈光不正,消除疲劳,纠正眼位。

2. 辨证论治

本证多为肝肾不足所致。

【证候】视远尚清,视近模糊,或用眼后感眼球酸痛;或兼见头晕耳鸣,腰膝酸软,口咽干燥;舌红少苔,脉细数。

【治法】补益肝肾。

【代表方】地芝丸或杞菊地黄丸加减。

四、西医治疗

戴镜,矫正原则:① 6 岁以下小儿,轻度远视是生理性的,不必配镜,如远视度较明显,视力减退、视疲劳及内斜倾向时,应配镜矫正。必要时进行弱视训练。② 6～16 岁的学生正处于视近用眼较多的阶段,轻度远视也可考虑配镜矫正。③ 处方时,从散瞳验光的度数中减去 1.0 D,以适应睫状肌的张力。但对于调节性内斜视患者,则应予以全矫正。

五、专科特色疗法

针刺治疗:取主穴百会、风池、颈三段,配合肝俞、肾俞、心俞、脾俞、睛明、阳白、承泣、合谷、光明等,针刺取主穴及配穴各 3～4 个。每日 1 次。。

六、预防与调护

看电视等避免连续较长时间,应每 30～40 分钟休息至少 10 分钟。热敷有助于缓解视疲劳。及时验光配镜,经常戴用,特别是视近时。

目 偏 视 *

目偏视又称眼偏视、双目睛通、通睛。病名首见于《诸病源候论·目病诸候》。斜视在中医统称为目偏视,其中通睛是指双眼同时注视时,目珠偏于内眦的眼病。风牵偏视是以眼珠突然偏斜,转动受限,视一为二为临床特征的眼病。通睛相当于西医学的共同性内斜视,多自幼发病,为共同性斜视。风牵偏视相当于西医学的麻痹性斜视,为非共同性斜视。

一、病因病机

1. 通睛:先天禀赋不足,眼带发育不良所致或眼珠发育异常,致能远怯近,日久目珠偏斜所致;婴幼儿长期逼近视物或头部偏向一侧,视之过久致筋脉挛滞而致。

2. 风牵偏视:① 先天发育异常、产伤致气血不足,腠理不固,风邪乘虚侵入经络,眼目筋脉弛缓。② 脾胃失调,津液不布,聚湿生痰,复感风邪,致眼带转动不灵;或热病伤阴,阴虚生风,风动挟痰上扰。③ 头面部外伤或肿瘤压迫、炎症、血管性疾病、肿瘤和代谢性疾病,致使脉络受损引起。

二、诊断依据

1. 通睛:眼珠偏斜于内侧,第一斜视角等于第二斜视角(健眼注视目标,斜眼的偏斜度称为第一斜视角;而斜眼注视目标,健眼的偏斜度称为第二斜视角);眼珠运动不受限;无复视。

2. 风牵偏视:复视;代偿头位;眼球斜向麻痹肌作用方向的对侧,出现不同程度的转动受限;第二斜视角大于第一斜视角。

三、鉴别诊断

通睛需与风牵偏视相鉴别。

四、中医治疗

1. 通睛:以恢复双眼单视功能和获得正常眼位为基本原则。

(1) 禀赋不足

【证候】目珠偏斜向内侧,与生俱来或幼年逐渐形成,或伴目珠发育不良,能远怯近,视物模糊。舌淡红,苔薄白,脉弱或缓。

【治法】补益肝肾。

【代表方】杞菊地黄丸加减。

(2) 筋络挛滞

【证候】小儿长期仰卧,或长期逼近视物,或偏视灯光及亮处,眼珠逐渐向内偏斜。全身及舌脉无异常。

【治法】舒筋通络。

【代表方】正容汤加减。

2. 风牵偏视

（1）风邪中络

【证候】发病急骤，可见目偏斜，眼珠转动失灵，倾头瞻视，视物昏花，视一为二；兼见头晕目弦，步态不稳。舌淡，脉浮数。

【治法】祛风散邪，活血通络。

【代表方】羌活胜风汤加减。

（2）风痰阻络

【证候】目偏斜，伴眼珠转动失灵，视一为二；兼见胸闷呕恶，食欲不振，泛吐痰涎。舌苔白腻，脉弦滑。

【治法】祛风除湿，化痰通络。

【代表方】正容汤加减。

（3）脉络瘀阻

【证候】多系头部外伤、眼部直接受伤或中风后，出现目珠偏位，视一为二。舌脉无特殊。

【治法】活血行气，化瘀通络。

【代表方】桃红四物汤加减。

五、西医治疗

1. 通睛： ① 矫正屈光不正，尤其在屈光性调节性内斜视和部分调节性内斜视的患者，屈光矫正的同时，眼位也得到全部或部分矫正。② 治疗弱视眼。

③ 正位训练。④ 手术治疗。

2. 风牵偏视： ① 治疗病因。② 药物治疗：肌注维生素 B_1、维生素 B_{12} 和三磷酸腺苷；或糖皮质激素和抗生素对神经炎及肌炎有效。③ 肉毒杆菌毒素 A 肌注可暂时解除复视的干扰，可防止或治疗内直肌痉挛。④ 应用适度三棱镜。⑤ 手术治疗。

六、预防与调护

1. 通睛： ① 婴幼儿期不可逼近视物，仰卧时避免让头经常侧视一侧光亮处，以免久后形成斜视。② 通睛患儿宜早期散瞳验光配镜。③ 患儿应注意增加饮食营养，增强体质，认真坚持治疗。

2. 风牵偏视： ① 遮盖麻痹眼，以消除复视。② 本病忌食肥甘厚腻，以免渍湿生痰加重病情。③ 慎起居，避风寒，以避免或减少本病的发生，或减轻症状。

中医眼科

常见问题及参考答案

1. 何谓黄斑?

答: 视网膜后极部,离视盘颞侧约 3 mm 处,有一无血管凹陷区,解剖上称为中心凹,临床上称为黄斑。该区富含叶黄素,是视网膜上视觉最敏锐的部位。

2. 神水是指什么?

答: 为眼珠内之清澈津液,具有濡养眼内组织及维持眼内压力的作用。狭义指房水,广义指房水和泪液。

3. 新翳和宿翳有何区别?*

答: ① 新翳:指黑睛混浊,表面粗糙,境界模糊,有发展趋势,多伴有不同程度的目赤疼痛,羞明流泪,相当于角膜炎症性病变。② 宿翳:指黑睛混浊,表面光滑,境界清楚,无发展趋势,无目赤疼痛,羞明流泪等症状,相当于角膜瘢痕。

4. 如何辨目痒?

答: 目赤而痒,迎风尤甚为外感风热;睑弦赤烂,眵泪胶黏,瘙痒不已,或睑内颗粒肥大,痒如虫行者为湿热兼风;痛痒兼作,红赤肿甚者为邪毒炽盛;痒涩不舒,时作时止者为血虚生风;目病将愈而痒者为邪退火息,气血渐复。

5. 如何辨羞明?

答:羞明伴目赤肿痛者为外感风热或肝胆火炽;羞明伴干涩不舒,红赤不显者为津亏血少,阴虚火炎;羞明伴眼睑欲闭,乏力倦怠者为脾气不足或阳虚气陷。

6. 目赤有哪些表现?

答:目赤主要表现为白睛红赤、抱轮红赤、白睛混赤。

7. 何谓抱轮红赤?

答:位于白睛深层,环绕黑睛周围发红,颜色紫暗,呈毛刷状,推之不动,点用0.1%肾上腺素后,红赤不消退,相当于西医学之睫状充血。主要见于聚星障、花翳白陷、混睛障、瞳神紧小等病变。

8. 如何辨目眴?

答:眼珠眴动即为眼球震颤。自幼眼珠震颤者为先天禀赋不足,眼珠发育不良;突发性眼珠震颤者为风邪外袭或肝风内动所致。

9. 眼科常用的特殊辨证方法有哪些？

答：眼科常见的特殊辨证方法有内外障辨证、五轮辨证、内眼病辨证。

10. 在内外障辨证中，外障和内障所包括的病位分别是指哪些？

答：外障病位有胞睑、两眦、白睛、黑睛。内障病位有瞳神、晶珠、神膏、视衣、目系等眼内组织。

11. 五轮辨证中，五轮分别和哪些脏腑相关？

答：五轮辨证中，肉轮病变常与脾胃相关；血轮病变常心和小肠相关；气轮病变常与肺和大肠相关；风轮病变与肝胆相关；水轮病变主要责之于肾，由于肝肾同源，其病变常与肝肾相关。

12. 眼睑望诊应注意哪些内容？

答：有无红肿、瘀血、气肿、瘢痕或肿物，有无内翻或外翻，两侧睑裂是否对称，上睑提起及睑裂闭合是否正常。睫毛是否整齐，方向是否正常，睫毛有无变色、脱落，根部有无充血、鳞屑、脓痂或溃疡等。

13. 检查角膜时应注意什么？

答： 注意角膜大小、弯曲度、透明度及表面是否光滑，有无异物、新生血管及混浊（瘢痕或炎症），感觉如何，角膜后有无沉着物（KP）。必要时尚需进行角膜荧光素染色，角膜曲度检查和角膜感觉检查。

14. 正常人动态视野的平均值为多少？

答： 上方 56°，下方 74°，鼻侧 65°，颞侧 90°。生理盲点的中心在注视点颞侧 15.5°，水平中线下 1.5°；其垂直径为 7.5°，横径为 5.5°。

15. 什么叫色觉障碍？

答： 色觉障碍包括色盲和色弱，对颜色完全丧失辨别能力的称色盲；对颜色辨别能力减弱的称色弱。

16. 正常眼压为多少？

答： 正常眼压为 10～21 mmHg（1.33～2.791 Kpa）。一般 24 小时眼压波动不超过 8 mmHg。

17. 简述视觉诱发电位。*

答： 视觉诱发电位是大脑皮质对视觉刺激发生

反应的一簇电信号,可以反映视神经及其后视路的功能状态。根据刺激视网膜条件的不同,分为闪光视觉诱发电位(F-VEP)与图形视觉诱发电位(P-VEP)。图形视觉诱发电位是最常用的检查方法,因视皮质对图形刺激敏感,可用于黄斑病变、视路病变、青光眼、视中枢病变的诊断及客观视功能测定。

18. 荧光素眼底血管造影和吲哚青绿血管造影的主要作用分别是什么?*

答: 荧光素眼底血管造影主要观察视网膜血管循环情况;吲哚青绿血管造影观察脉络膜血管动态情况。

19. B超检查在眼科有哪些适应证?*

答: 临床应用主要检查眼内肿瘤、眼内异物、视网膜脱离、后巩膜病变等,也可用于眼眶病、测定球后占位性病变、眼肌肥厚改变等。

20. 眼科常用的内治法有哪些?

答: 眼科常用的内治法包括祛风法、清热法、祛湿法、滋阴降火法、理血法、疏肝理气法、补益法、软坚散结法、退翳明目法。

21. 简述䤵洗法。*

答：《医宗金鉴·眼科心法要诀》指出："镰者，或用锋针微刺上，或以灯心草微刮之也。"䤵洗法就是用锋针或表粗糙面之器物轻刺或轻刮患部然后用水冲洗的治法。本法具有祛瘀消滞、散邪泄毒、疏通气血的作用，非针灸及药物之功所能及，适用于胞睑内有瘀积或粗糙颗粒的疾患，如椒疮、粟疮等，近代发展的海螵蛸棒磨擦法，亦属䤵洗法之一。

22. 试述熨烙法。*

答：熨烙指火烙，即将特制的烙器或火针加热至适温，熨烙患部的治法。常用于钩割或䤵洗后，其目的在于预防胬肉攀睛、赘生物术后的复发，并有止血作用。

23. 眼科手术的术前准备有哪些？

答：① 完善术前检查。② 参与对患者本人或家属术前谈话，协助完成必须签署的同意书。③ 开出术前医嘱。

24. 急诊医生应如何处理患者的眼痛？

答：① 首先明确眼痛的部位、性质及持续时间，判断是否与所患眼病有关。② 测量视力、眼压,如有异常做进一步检查及对症用药或处理。③ 若为术后患者,应检查是否有继发病变,如有异常对症处理。

25. 针眼的中医病因病机是什么?

答:① 风热之邪直袭胞睑,滞留局部脉络,气血不畅,发为本病。② 喜食辛辣炙煿,脾胃积热,火热毒邪上攻,致胞睑局部酿脓溃破。③ 余邪未清或脾气虚弱,卫外不固,又感风热之邪,则引起本病常反复发作。

26. 针眼切开排脓的注意事项有哪些?

答: 针眼已成脓者切开排脓,外针眼的切口应在皮肤面,切口与睑缘平行,如果脓肿较大,可放置引流条,每日换药至愈;内针眼的切口应在睑内面,切口与睑缘垂直。

27. 胞生痰核的诊断依据是什么?

答:① 胞睑皮内可触及圆形硬核,压之不痛,与皮肤无粘连。② 翻转胞睑可见睑内呈紫红色或灰蓝色局限性隆起。

28. 胞生痰核与针眼如何鉴别?

答:① 胞生痰核发病部位在眼睑深部,眼睑皮色正常,可见硬核凸起,压之不痛,与皮肤不粘连,睑内面呈局限性灰蓝色或紫红色隆起,或见生肉芽,病势缓,病程长,对白睛无影响。② 针眼发病在睑弦或睑内,胞睑红肿焮痛,疖肿有压痛、粘连,可化脓,溃后常自愈,病势急,病程短,如病变近外眦部克出现白睛赤肿。

29. 胞生痰核的治疗原则是什么?

答:硬核小者经治疗可消散;较大或有溃破趋势者宜用手术治疗;如已溃破生肉芽肿则应手术切除。

30. 鳞屑性睑缘炎的临床表现是什么?

答:鳞屑性睑缘炎表现为睑缘充血、潮红,睫毛和睑缘表面附着上皮鳞屑,睑缘表面有点状皮脂溢出,皮脂集于睫毛根部,形成黄色蜡样分泌物,干燥后结痂。去除鳞屑和痂皮后,暴露出充血的睑缘,但无溃疡或脓点。睫毛容易脱落,但可再生。患者自觉眼痒、刺痛和烧灼感。如长期不愈,可使睑缘肥厚,后唇钝圆,使睑缘不能与眼球紧密接触,泪点肿胀外翻而导致泪溢。

31. 睑弦赤烂的中医病因病机是什么?

答:① 脾胃蕴热,复受风邪,风热合邪触染睑缘,伤津化燥。② 脾胃湿热,外受风邪,风、湿、热邪相搏,循经上攻睑缘而发病。③ 心火内盛,风邪犯眦,引动心火,风火上炎,灼伤睑眦。

32. 请简述睑弦赤烂的西医治疗方法。

答: ① 用生理盐水或3‰硼酸溶液清洁睑缘,拭去鳞屑或除去脓痂和已经松脱的睫毛,清除毛囊中的脓液。然后用涂有抗生素眼药膏的棉签在睑缘按摩,后涂抗生素眼药膏。② 对于眦部睑缘炎,可滴用0.25%~0.5%硫酸锌眼药水,每日3~4次。此药可抑制莫-阿双杆菌所产生的酶。③ 适当服用维生素 B_2 或复合维生素 B 可能有所帮助。

33. 睑弦赤烂专科特色疗法有哪些?

答: ① 中药洗眼:可用地肤子、苦参、蛇床子、蒲公英各30克,煎水去渣外洗,每日2~3次。② 中药外敷:用制炉甘石粉、明矾、冰片5:1:1比例混合,研成细末,用鸡子黄油调成糊状,局部外涂,每日2~3次。

34. 眼丹的临床表现是什么?*

答: 发病急骤,病情较重。患部剧痛或灼痛,压痛,伴有发热,头痛,甚则神昏。初起胞睑肿胀,高起,表面光滑,色红如丹,肿硬重坠,睁眼困难,患部边界清楚,有小疱疹,若病情加重,深部出现硬结,化脓破溃。耳前或颔下有核肿痛。

35. 眼丹的中医证型有哪些,各个证型的治法和代表方是什么?*

答:① 风毒束睑型,治法:疏风消肿,清热解毒;代表方:银翘散加减。② 热毒壅盛型,治法:清热解毒;代表方:仙方活命饮或普济消毒饮加减。③ 毒入营血型,治法:清营凉血解毒;代表方:犀角地黄汤合黄连解毒汤加减。④ 正虚邪留型,治法:益气养血托毒排脓;代表方:托里消毒散加减。

36. 上胞下垂的临床表现有哪些?*

答:上胞乏力不能升举,睑裂变窄,掩盖部分或全部瞳神,两眼向前平视时,上胞遮盖黑睛上缘超过2 mm。

37. 上胞下垂的中医病因病机是什么?*

答:① 先天禀赋不足,命门火衰,脾阳不足,睑肌发育不全,胞睑乏力而不能升举。② 脾虚中气不足,清阳不升,睑肌失养,上胞无力提举。③ 脾虚聚湿生痰,风邪客睑,风痰阻络,胞睑筋脉迟缓不用而下垂。

38. 上胞下垂的中医治疗原则是什么?*

答：本病因先天所致,应用药物治疗效果不佳者,宜行手术矫治;后天性者在内服中药的基础上,常配合针灸治疗。

39. 简述WHO关于沙眼(椒疮)的诊断标准。*

答：WHO要求诊断沙眼时至少符合下述标准中的2条：① 上睑结膜5个以上滤泡。② 典型的睑结膜瘢痕。③ 角膜缘滤泡或Herbert小凹。④ 广泛的角膜血管翳。

40. 椒疮、粟疮的鉴别要点是什么?*

答：椒疮、粟疮均见胞睑内面颗粒。但其形状、部位有所不同。椒疮胞睑内面颗粒累累,色红而坚,状若花椒,分布于上睑内面近穹窿部为主,侵犯黑睛,可见赤膜下垂甚至血翳包睛;粟疮胞睑内面颗粒丛生,色黄而软,状如粟米,且部位以下睑为主。

41. 椒疮热毒壅盛证的临床表现有哪些?*

答：眼灼热痒痛,羞明流泪,沙涩难睁,眼眵较多,睑内脉络模糊,红赤明星,颗粒丛生,并见粟样颗粒,赤脉下垂;可见舌红苔黄,脉数。

42. 如何预防椒疮?*

答:椒疮是一种常见的慢性传染性疾病,其毒邪常附着在患眼的分泌物及泪液中,经手、毛巾、水源等传给他人和健眼,应加强其防治。主要措施:① 大力开展卫生宣传教育,把本病的危害性、传染途径、诊断与治疗方法向群众宣传,进行群众性的普查和防治。② 改善环境卫生和个人卫生,提倡一人一巾,水源充足的地方提倡流水洗脸。患者的洗脸用具要与健康人分开使用,尤其是服务行业的洗脸用具,必须严格消毒后使用,以免引起交叉感染。重症椒疮患者不宜去游泳场馆游泳。③ 饮食宜清淡,忌辛辣刺激,戒除烟酒嗜好。

43. 粟疮的临床表现有哪些?*

答:患眼微痒或不痒。胞睑内面颗粒色黄,半透明,大小均匀,排列整齐。

44. 试述粟疮的中医辨证分型及治疗。*

答:① 湿热壅阻型,治法:清热利湿;代表方:甘露消毒丹加减。② 湿热兼风型,治法:祛风清热除湿;代表方:除风清脾饮加减。

45. 如何区别冷泪和热泪?

答：热泪多为外障眼疾而伴有患眼赤痛的症状之一；若外障眼疾经治疗而减轻，则热泪也随之减轻或消失。冷泪则指目无赤痛翳障而经常流泪，或迎风流泪，泪液清稀。

46. 简述流泪症的病因病机。

答：① 肝血不足，泪窍不密，风邪外袭而致泪出。② 气血不足，或肝肾两虚，不能约束其液而流泪。

47. 流泪症的中医治疗原则是什么?

答：治疗总的原则是补肝肾益气血，祛风止泪。若泪窍已经阻塞，宜行手术治疗。

48. 简述流泪症的西医治疗。

答：泪道通而不畅者，可用生理盐水冲洗，必要时可行泪道探通术。若完全不通者，需考虑手术治疗，如采用泪点扩张术、泪小管吻合术、泪道硅胶留置治疗、激光治疗和泪囊鼻腔吻合术等。

49. 漏睛的特征是什么?

答：漏睛的特征是内眦部常有黏液或脓汁自泪窍

外漏。

50. 简述漏睛的诊断要点。

答：① 除流泪外,内眦角常有黏液或脓液积聚。② 按压睛明穴下方部位,可见黏液或脓汁自泪窍溢出。③ 冲洗泪道,有黏液或脓液返流。

51. 简述漏睛的中医病因病机。

答：① 外感风热,停留泪窍,泪道不畅,泪液受灼,使变稠浊,满溢而出。② 心经伏火,脾蕴湿热,流注经络,上攻泪窍,热伏日久,积聚成脓,浸渍于内眦之间。③ 心脾积热,复感风邪,内外合邪,壅塞络脉,搏结于内眦而成。

52. 漏睛疮的临床表现有哪些?

答：突发的睛明穴下方皮肤红肿高起,疼痛剧烈。重者红肿可波及同侧面部及胞睑。数日后红肿局限,局部破溃脓出。

53. 简述漏睛疮的辨证论治。

答：① 风热上攻型,治法:疏风清热,消肿散结;代表方:驱风散热饮子加减。② 热毒炽盛型,治法:清热解毒,消疮散结;代表方:黄连解毒汤加减。

③ 正虚邪留型,治法:托里排毒;代表方:托里清毒散加减。

54. 天行赤眼的传染方式是什么?

答: 主要通过患眼—手—物品—手—健眼,患眼—水—健眼传染。

55. 简述天行赤眼热毒炽盛证的表现、治疗方法。

答: 表现为患眼灼热疼痛,热泪如汤,胞睑红肿,白睛红赤壅肿、弥漫溢血,黑睛星翳;口渴心烦,便秘溲赤。舌红,苔黄,脉数。治法:泻火解毒。代表方:普济消毒饮加减。

56. 暴风客热相当于西医学的什么疾病?

答: 相当于西医学细菌感染所致的某些急性卡他性结膜炎和过敏性结膜炎。

57. 暴风客热的临床表现有哪些?

答: 发病急骤,眼红,流泪,异物感,脓性分泌物,晨起附着睫毛将上下眼睑粘合在一起,视力无明显异常;眼睑红肿,睑结膜及上下穹窿结膜充血呈鲜红色,严重者球结膜下出血;结膜囊内大量脓性分泌物,有时形成假膜,但易去除而无溃疡。

58. 暴风客热如何预防?

答:预防措施:① 平素注意个人卫生,不用手揉擦眼部。② 若已患病,用具应进行煮沸消毒,特别是患者的手帕、面盆、毛巾及患者用过的眼药水,应避免接触。③ 若一眼患病,另一眼需要防护,以免患眼分泌物流入健眼。④ 医生为患者检查治疗后,应注意进行消毒处理,以免交叉感染。⑤ 发现有此病时,在家庭和集体生活中应严加注意消毒、隔离、防止流行。患者应做到不去公共场所,如游泳池、浴室、理发店。⑥ 饮食宜清淡,少食辛辣发物,以免加重病情。

59. 天行赤眼暴翳主要是由什么感染引起的?*

答:由腺病毒感染所致。

60. 简述天行赤眼暴翳的西医治疗方法。*

答:① 局部应用抗病毒眼药,如阿昔洛韦眼药水、利巴韦林眼药水,每小时1次;可配合抗生素眼药水滴眼。② 若黑睛星翳簇生,可配用促进黑睛表层愈合的眼药。③ 出现严重的膜或假膜、上皮或上皮下角膜炎引起视力下降时可加用皮质类固醇眼药。

61. 试述金疳的临床表现。

答：眼部碜涩不适，白睛浅层见灰白色小疱，周围有赤脉环绕。

62. 金疳肺经燥热证用什么代表方治疗？说出代表方的组成、功效。

答：肺经燥热用泻肺汤治疗，功效：清肺泻热；组成：桑白皮、黄芩、地骨皮、知母、麦门冬、桔梗。

63. 火疳与金疳如何鉴别？

答：见表1-1。

表1-1 金疳与火疳的鉴别要点

鉴别点	金 疳	火 疳
病位	白睛表面	白睛里层
症状	灰白色小疱样，界限明显，可溃破；推之可移，按之不动。	结节较大，呈圆形或椭圆形，界限不清，少溃破；推之不移，按之痛甚。
赤脉	多鲜红	多紫红
病程	较短	较长
预后	较好，一般不波及瞳神	较差，常波及瞳神

64. 火疳的临床表现有哪些？

答：患眼疼痛，畏光流泪。白睛里层向外隆起紫红色结节，推之不移，疼痛拒按。

65. 进行性与静止性胬肉攀睛各有什么特点？

答：① 进行期：头尖高起而体厚，赤瘀如肉，发展迅速，每可侵及黑睛中央，障漫瞳神。② 静止期：胬肉头钝圆而薄，体亦菲薄如蝇翅，色白或淡红，多发展缓慢，或始终停止在黑睛边缘部。

66. 胬肉攀睛的手术指征是什么？

答：手术指征：当胬肉侵入黑睛缘内 $>2\ mm$，必须手术处理，避免影响视力。

67. 聚星障有何临床表现？

答：患眼沙涩疼痛，畏光流泪，不同程度视力下降，抱轮红赤，黑睛可见星点状或树枝状或地图状混浊，荧光素染色检查阳性；或黑睛深层混浊状如圆盘。

68. 聚星障黑睛出现点状、树枝状、地图状等病变时，用药应注意什么？

答：禁用糖皮质激素。

69. 凝脂翳与聚星障如何鉴别?

答: 见表 1-2。

表 1-2　凝脂翳与聚星障的鉴别要点

鉴别点	凝脂翳早期	聚 星 障
诱因	黑睛损伤	感冒或劳累后
分泌物	眵泪呈脓性	泪多眵少或无眵
角膜知觉	变化不明显	病变区知觉减退
病灶形态	翳形初起为单个米粒样混浊,色灰白、边缘不清,表面污浊,如覆薄脂	翳形初起为多个针尖样细小星点混浊,继则融合如树枝状或地图状
复发性	无复发	可反复发作

70. 简述湿翳的诊断要点。*

答: ① 多有树枝、树叶、稻芒、麦芒等植物性黑睛外伤史。② 黑睛生翳,表面微隆起,状如豆腐渣样,外观干燥而粗糙,泪多黏稠。③ 局部体征严重而自觉症状较轻。④ 病变部位刮片发现真菌菌丝,培养有真菌生长更有助于诊断。

71. 混睛障的临床表现是什么?*

答: 目珠疼痛,羞明流泪、视力下降;黑晶深层呈圆盘状灰白色混浊或毛玻璃状、肿胀,荧光素染色

72. 宿翳的中医治则是什么？*

答： 宿翳之辨证应分清新久。新患浅而薄的宿翳，坚持治疗可望减轻；宿翳日久则病情顽固，服药难以凑效，则应选择手术治疗。

73. 瞳神紧小的体征有哪些？

答： 抱轮红赤或白睛混赤，黑睛后可见粉尘状或羊脂状沉着物，神水混浊（前房丁道尔现象阳性），瞳神紧小，展缩不灵。

74. 瞳神紧小的西医治疗方法有哪些？

答： ① 扩瞳，使用睫状肌麻痹剂阿托品，以防止虹膜后粘连，解除睫状肌、瞳孔括约肌的痉挛，以减轻水肿、充血及疼痛，促进炎症恢复和减轻患者痛苦。② 糖皮质激素滴眼剂、眼周注射或全身治疗，以防止眼组织破坏和并发症的发生。③ 非甾体消炎药。④ 抗生素眼药水。⑤ 针对病因及并发症的治疗。

75. 瞳神干缺如何预防？*

答： 充分扩瞳，防止虹膜后粘连，减少并发症发生；控制使用糖皮质激素的量和时间，注意观察不良反应,同时防范过早撤药导致的复发,注意原发病的治疗。

76. 瞳神紧小与绿风内障如何鉴别?

答:见表1-3。

表1-3 瞳神紧小与绿风内障的鉴别要点

症状	瞳神紧小	绿风内障
疼痛	眼及眉骨疼痛或胀痛	头眼剧烈胀痛
视觉	视力下降	视力锐降,虹视
胞睑	重者胞睑红肿	胞睑肿胀
白睛	抱轮红赤或白睛混赤	抱轮红赤或白睛混赤肿胀
黑睛	黑睛后有灰白色沉着物	黑睛雾状水肿
前房	深浅正常	浅或极浅
神水	混浊或黄液上冲	混浊
黄仁	纹理不清	晦暗、纹理不清
瞳神	缩小或干缺	散大
晶珠	透明或黄仁色素附着	透明或黄仁色素附着
眼压	≤10~21 mmHg	>21 mmHg
全身症状	或有头痛	患眼同侧头痛,多伴恶心、呕吐

77. 绿风内障房角有何特点?

答:患者具有房角狭窄,周边虹膜堵塞小梁网的解剖特征,导致房水外流受阻,眼压急剧升高。

78. 青风内障的西医治疗有哪些?

答: 开角型青光眼基本原则是药物严格控制24小时的眼压。给与视神经保护药物。定期随访评估治疗的效果。药物无法控制眼压,可考虑小梁切除术或氩激光小梁成形术。

79. 圆翳内障的临床表现有哪些?

答: ① 视力下降:这是白内障最明显最重要的症状。病程越长视力下降越明显,最终视力仅为手动或光感。② 对比敏感度下降。③ 屈光改变。屈光指数增加,也可产生散光。④ 单眼复视或多视。⑤ 眩光。⑥ 色觉改变。

80. 圆翳内障手术治疗的方法有哪几种?

答: 超声乳化白内障摘除+人工晶体植入术、白内障囊外摘除+人工晶体植入术、白内障囊内摘除术。

81. 云雾移睛的诊断依据是什么?*

答: 自感眼前有云雾飘浮,且随目珠转动而呈无规律飘动。

82. 视瞻有色的黄斑有何特点？*

答：眼底黄斑部视网膜水肿呈圆形反光轮，中心凹反光消失，有黄白色点状渗出。

83. 视瞻有色肝肾不足证的代表方是什么？*

答：四物五子丸加减。

84. 视瞻昏渺的的诊断依据是什么？*

答：① 视物昏蒙，视物变形。② 眼底检查：干性：早期可见后极部视网膜有散在、边界欠清的玻璃膜疣，黄斑区色素紊乱；后期视网膜色素紊乱或呈地图状色素上皮萎缩区。湿性：初期可见后极部有污浊之灰白色隆起的视网膜下新生血管膜，其周围深层或浅层出血，及残留的出血块和玻璃膜疣。病变范围小者约1个视盘直径，大者波及整个后极部。出血多者可见视网膜前出血，甚而达玻璃体内，形成玻璃体积血。③ 视网膜荧光素血管造影：干性者早期可见后极部视网膜大量玻璃膜疣或呈地图状强的透见荧光；后期脉络膜毛细血管萎缩、闭塞而呈低荧光区。湿性者在动脉期可见脉络膜新生血管呈花边状、辐射状或绒球状的形态，后期呈现一片荧光素渗漏区，出血区则呈遮蔽荧光。病变晚期视网膜下新生血管形成一片机化瘢痕。吲哚青绿脉络膜血管造影检查可显示FFA发现不了的脉络膜新生血管。④ OCT检查：黄斑区中心凹神经上皮下强反射灶，并伴有神经上皮下积液。

85. 高风内障的诊断要点有哪些？*

答： ① 进行性的夜盲，晚期视力障碍，最终可致失明。暗适应能力差。② 视野进行性缩小，晚期呈管状视野。③ 眼底：视网膜白点状或骨细胞样或不规则状色素沉着。晚期眼底可见视盘呈蜡黄色萎缩，血管变细，视网膜呈青灰色，黄斑色暗。④ 视觉电生理检查：EOG峰谷比明显降低或熄灭，这是早期最灵敏的特征；ERG b波消失是本病的典型改变。暗适应能力差也有助于本病的早期诊断。⑤ 视网膜荧光血管造影：早期有斑驳状强荧光，病变明显时，显现大片的透见荧光，色素沉着处为遮蔽荧光，晚期因脉络膜毛细血管萎缩而表现为大面积的弱荧光并见脉络膜血管。

86. 络阻暴盲的诊断依据是什么？*

答： ① 突然视力下降或丧失。② 视网膜动脉极细，血柱呈节段状。③ 视网膜中央动脉阻塞时，后极部广泛性灰白色水肿，黄斑樱桃红。④ 眼底荧光血管造影：视网膜中央动脉主干或小分支无灌注；动脉及静脉充盈迟缓,视网膜循环时间延长;毛细血管无灌注区形成;部分血管壁的荧光素渗漏;晚期患者可能见不到阻塞的荧光征象。

87. 请简述络损暴盲的中医辨证论治。*

答: ① 气滞血瘀者,治宜理气解郁,化瘀止血,代表方为血府逐瘀汤。② 阴虚阳亢者,治宜滋阴潜阳,代表方为天麻钩藤饮。③ 痰瘀互结者,治宜清热除湿,化瘀通络,代表方为桃红四物汤。④ 心脾两虚者,治宜养心健脾、益气摄血,代表方为归脾汤。

88. 络阻暴盲西医有哪些治疗方法?*

答: ① 舌下含化三硝酸甘油酯片,每次0.3～0.6 mg,每日2～3次。② 球后注射妥拉苏林12.5 mg或阿托品1 mg。③ 间歇性按摩眼球以降眼压。④ 吸入95%氧及5%二氧化碳混合气体。

89. 简述青盲的诊断依据。*

答: ① 视力逐渐下降,视野逐渐缩小,逐渐加重,终致失明。② 视盘色泽变淡或蜡黄或苍白,边界清楚,血管正常或变细,筛板明显可见。③ 视觉电生理检查:P波峰时延长或振幅严重下降。④ 头颅CT检查:排除或确诊有无颅内占位性病变压迫视神经等。

90. 简述异物入目的治疗方法。

答：应及时清除异物、防止感染：① 粘于睑内、白睛或黑睛表层的异物，可用氯化钠注射液冲洗去除。② 黑睛深层的异物，采用角膜异物剔除术。③ 次日复查，观察有无异物残留及创面愈合情况。

91. 真睛破损的治疗原则是什么？*

答：真睛破损是眼科的急症，应以手术治疗为主，术后加强中医辨证治疗。

92. 酸碱入目的治疗原则是什么？*

答：关键在于急救冲洗，彻底清除酸碱物质、减轻眼部组织损伤，预防并发症，提高视力。

93. 爆炸伤目应如何治疗？*

答：爆炸伤目是眼科的急症，应以手术治疗为主，术后可加强中医辨证治疗。

先用生理盐水轻轻冲洗后，再去除眼睑或眼珠表面的爆炸物残渣，有伤口须清创缝合，剔除异物，及时散瞳，涂抗生素眼药膏、包扎伤眼；滴抗生素眼药水，或选用糖皮质激素眼药水；注射破伤风抗毒素。如有眼内异物，则须行球内异物取出术。

94. 辐射线伤目的诊断依据有哪些?*

答：① 有接受电磁波照射病史。② 潜伏期一般为 6～8 h，不超过 24 h。③ 眼部异物感、畏光、流泪、剧烈疼痛。④ 胞睑痉挛、白睛混赤、水肿，黑睛点状星翳。

95. 近视的配镜原则是什么?*

答：选用使患者获得最佳视力的最低度数的镜片。

96. 远视的矫正原则是什么?*

答：① 6 岁以下小儿，轻度远视是生理性的，不必配镜，如远视度较明显，视力减退、视疲劳及内斜倾向时，应配镜矫正。必要时进行弱视训练。② 6～16 岁的学生正处于视近用眼较多的阶段，轻度远视也可考虑配镜矫正。③ 处方时，从散瞳验光的度数中减去 1.0 D，以适应睫状肌的张力。但对于调节性内斜视患者，则应予以全矫正。

97. 通睛与风牵偏视的鉴别要点有哪些?*

答：① 通睛：无复视；第一斜视角＝第二斜视角；无运动障碍。② 风牵偏视：有复视；第二斜视角＞第一斜视角；有不同程度运动障碍。

常用方剂汇总

二　　画

二陈汤(《太平惠民和剂局方》)：半夏(汤洗七次)、橘红各五两,白茯苓三两,甘草(炙)一两半。

十灰散(《十药神书》)*：大蓟、小蓟、荷叶、侧柏叶、茅根、茜根、山栀子、大黄、牡丹皮、棕榈皮各等分。

八珍汤(《正体类要》)：人参、白术、白茯苓、当归、川芎、白芍药、熟地黄各一钱,甘草(炙)五分。

人参养荣汤(《嵩崖尊生》)：人参、麦冬、五味子、地黄、归身、白芍、知母、陈皮、甘草、黄芪(倍加)。

三　　画

三仁汤(《温病条辨》)：杏仁五钱,飞滑石六钱,白通草二钱,白蔻仁二钱,竹叶二钱,厚朴二钱,生薏仁六钱,半夏五钱。

四　　画

天麻钩藤饮(《杂病证治新义》)：天麻、钩藤、生决明、山栀、黄芩、川牛膝、杜仲、益母草、桑寄生、夜交藤、朱茯神。

止泪补肝散(《银海精微》)：蒺藜、当归、熟地黄、白芍药、川芎、木贼、防风、夏枯草各等分。

化坚二陈汤(《医宗金鉴》)：陈皮、半夏(制)各一钱,白僵蚕(炒)二两,白茯苓一两五钱,甘草(生)三钱,川黄连三钱。

丹栀逍遥散(《方剂学》)：丹皮、栀子、柴胡、当归、白芍、白术、茯苓各9克,炙甘草3克。

五　　画

正容汤(《审视瑶函》)：羌活、白附子、防风、秦艽、胆星、白僵蚕、半夏制、木瓜、甘草、黄松节(即茯神心木)各等分。

甘露消毒丹(《医效秘传》)：飞滑石十五两,淡芩十两,茵陈十一两,藿香四两,连翘四两,石菖蒲六两,白蔻四两,薄荷四两,木通五两,射干四两,川贝母五两。

左金丸(《丹溪心法》)：黄连六两,吴茱萸一两或半两。

石决明散(《普济方》,为《得效》卷十六"大决明散"之异名)：石决明(炒)一两,草决明(炒)、羌活、山栀子各半两,木贼五钱,大黄(煨)、荆芥各一分,青箱子(炒)、芍药各半钱。

右归丸(《景岳全书》)：大怀熟八两，山药(炒)四两，山茱萸(微炒)三两，枸杞(微炒)四两，鹿角胶(炒珠)四两，菟丝子(制)四两，杜仲(姜汤炒)四两，当归三两(便溏勿用)，肉桂二两(渐可加至四两)，制附子自二两渐可加至五六两。

右归饮(《景岳全书》)：熟地二三钱或加至一二两，山药(炒)二钱，山茱萸一钱，枸杞二钱，甘草(炙)一二钱，杜仲(姜制)二钱，肉桂一二钱，制附子一至三钱。

龙胆泻肝汤(《医方集解》)：龙胆草(酒炒)、黄芩(炒)、栀子(酒炒)、泽泻、木通、车前子、当归(酒洗)、生地黄(酒炒)、柴胡、甘草(生用)。

归芍红花散(《审视瑶函》)*：当归、大黄、栀子仁、黄芩、红花(以上俱酒洗，微炒)、赤芍药、甘草、白芷、防风、生地黄、连翘各等分。

归脾汤(《济生方》)：白术茯苓(去木)、黄芪(去芦)、龙眼肉、酸枣仁(炒，去壳)各一两，人参、木香(不见火)各半两，甘草(炙)二钱半。

四苓散(《丹溪心法》)：白术、猪苓、茯苓各一两半，泽泻二两半。

四物五子丸(《审视瑶函》)：熟地黄、当归(酒洗)、地肤子、白芍、菟丝子(酒煮烂，焙)、川芎、覆盆子、枸杞车、前子(酒蒸,量虚实加减)各等分。

四顺清凉饮子(《审视瑶函》):当归身、龙胆草(酒洗,炒)、黄芩、桑皮(蜜制)、车前子、生地黄、赤芍、枳壳各八分,炙甘草三分,熟大黄、防风、川芎、川黄连(炒)、木贼草、羌活、柴胡各六分。

仙方活命饮(《校注妇人良方》,为《女科万金方》"神仙活命饮"之异名):穿山甲、甘草、防风、没药、赤芍药各一钱,白芷六分,归梢、乳香、贝母、天花粉、皂刺各一钱,金银花、陈皮各三钱。

白术赤茯苓(去黑皮)人参、甘草(炙)各等分。

白薇丸(《审视瑶函》):白薇五钱,石榴皮、防风、白蒺藜(杵去刺)、羌活各三钱。

加减地黄丸(《原机启微》):生地黄、熟地黄各半斤,牛膝、当归各三两,枳壳二两,杏仁、羌活、防风各一两。

加减驻景丸(《医方类聚》):车前子(略炒)三两,熟地黄(洗)、当归(去尾)各五两,楮实子(无翳膜则勿用)、川椒(炒,出火毒)各一两,五味子、枸杞子各二两,菟丝子(酒煮软漉壮,焙九分干)半斤。

六　画

托里消毒散(《外科正宗》):人参、川芎、白芍、黄芪、当归、白术、茯苓、金银花各一钱,白芷、甘草、皂角针、桔梗各五分。

地芝丸(《审视瑶函》)：天门冬(去心)、生地黄(焙干)四两,枳壳(去穣)、菊花各三两。

芎归补血汤(《审视瑶函》)：生地黄、天门冬各四分,川芎、牛膝、白芍药、炙甘草、白术、防风各五分,熟地黄、当归身各六分。

当归补血汤(《原机启微》)：熟地黄、当归各六分,川芎、牛膝、白芍药、炙草、白术、防风各五分,生地黄、天门冬各四分。

竹叶泻经汤(《原机启微》)：柴胡、栀子、羌活、升麻、炙甘草各五分,赤芍药、草决明、茯苓、车前子各四分,黄芩六分,黄连、大黄各五分,青竹叶一十片,泽泻四分。

血府逐瘀汤(《医林改错》)：当归三钱,生地三钱,桃仁四钱,红花三钱,枳壳二钱,赤芍二钱,柴胡一钱,甘草一钱,桔梗一钱半,川芎一钱半,牛膝三钱。

导赤散(《小儿药证直诀》)：生地黄、甘草梢、木通各等分,同为末。

防风通圣散(《宣明论方》)：防风、川芎、当归、芍药、大黄、薄荷叶、麻黄、连翘、芒硝各半两,石膏、黄芩、桔梗各一两,滑石三两,甘草二两,荆芥、白术、栀子各一分。

七　画

抑阳酒连散(《原机启微》)：生地黄、独活、黄柏、防风、知母各三分，蔓荆子、前胡、羌活、白芷、生草各四分，黄芩(酒制)、寒水石、栀子、黄连(酒制)各五分，防己三分。

杞菊地黄丸(《医级》)：熟地八两，丹皮三两，白菊三两，茯苓三两，萸肉四两，杞子三两，淮药四两，泽泻三两。

还阴救苦汤(《原机启微》)：升麻、苍术、甘草(炙)、柴胡、防风、羌活各半两，细辛二钱，藁本四钱，川芎一两，桔梗半两，红花一钱，归尾七钱，黄连、黄芩、黄柏、知母、生地黄、连翘各半两，龙胆草三钱。

吹鼻散(《验方新编》)：鹅不食草(晒干)五钱，真青黛、川芎各一两。

羌活胜风汤(《原机启微》)*：白术五分，枳壳、羌活、川芎、白芷、独活、防风、前胡、桔梗、薄荷各四分，荆芥、甘草各三分，柴胡七分，黄芩五分。

补中益气汤(《脾胃论》)：黄芪(病甚，劳役热者一钱)、甘草(炙)各五分，人参(去节，有嗽去之)三分，当归身(酒焙干，或日干，以和血脉)三分，橘皮(不去白，以导气，又能益元气，得诸甘药乃可，若独用泻脾胃)二分或三分，升麻(引胃气上腾而复其本位，便是行春升之令)二分或三分，柴胡(引清气，行少阳之气上升)

二分或三分,白术(降胃中热,利腰脐间血)三分。

补阳还五汤(《医林改错》):黄芪(生)四两,当归尾二钱,赤芍一钱半,地龙一钱,川芎一钱,红花一钱,桃仁一钱。

驱风散热饮子(《审视瑶函》):连翘、牛蒡子(炒研)、羌活、苏薄荷、大黄(酒浸)、赤芍药、防风、当归尾、山栀仁、川芎各等分,甘草少许。

八　　画

明目地黄丸(《审视瑶函》):熟地黄(焙干)四两,生地黄(酒洗)、山药、泽泻、山茱萸(去核,酒洗)、牡丹皮(酒洗)、柴胡、茯神(乳蒸,晒干)、当归身(酒洗)、五味子(焙干)各二两。

知柏地黄丸(《医宗金鉴》,为《医方考》卷五"六味地黄丸加黄柏知母方"之异名):熟地黄八两,山茱萸(去核,炙)、山药各四两,泽泻、牡丹皮(去木)、白茯苓各三两,黄柏(盐炒)、知母(盐炒)各二两。

知柏地黄汤(《医宗金鉴》,为《景岳全书》卷五十一"滋阴八味煎"之异名):山药四两,丹皮三两,白茯苓三两,山茱萸肉四两,泽泻三两,黄柏(盐水炒)三两,熟地黄(蒸捣)八两,知母(盐水炒)三两。

泻心汤(《银海精微》):黄连、黄芩、大黄、连翘、荆芥、赤芍药、车前子、薄荷、菊花各一两。

泻白散(《小儿药证直诀》)：地骨皮、桑白皮(炒)各一两，甘草(炙)一钱。

泻肺汤(《审视瑶函》)：桑白皮、黄芩、地骨皮、知母、麦门冬(去心)、桔梗各等分。

泻肺饮(《圣济总录》)：防风(去叉)、黄芩(去黑心)、芍药、桔梗(锉,炒)、大黄(锉,炒)各一两。

泻脑汤(《审视瑶函》)：防风、车前子、木通、茺蔚子、茯苓、熟大黄、玄参、玄明粉、桔梗、黄芩(酒炒)各等分。

治风黄芪汤《秘传眼科龙木论》：黄芪一两半，防风远志、地骨皮、人参、茯苓、大黄各一两，知母二两。

参苓白术散(《太平惠民和剂局方》)：莲子肉(去皮)、薏苡仁、缩砂仁、桔梗(炒令深黄色)各一斤，白扁豆(姜汁浸,去皮,微炒)一斤半，白茯苓、人参(去芦)、甘草(炒)、白术、山药各二斤。

驻景丸(《中医眼科六经法要》)：菟丝子八两，楮实子八两，茺蔚子六两，枸杞二两，前仁二两，木瓜二两，寒水石三两，河车粉三两，生三七五钱，五味子二两。

经效散(《审视瑶函》)：柴胡一两，犀角(剉末)三钱，赤芍药、当归尾、大黄各五钱，连翘、甘草梢各二钱五分。

九 画

栀子胜奇散(《原机启微》)：蛇蜕、草决明、川芎、荆芥穗、蒺藜(炒)、谷精草、菊花、防风、羌活、密蒙花、甘草(炙)、蔓荆子、木贼草、山栀子、黄芩各等分。

将军定痛丸(《审视瑶函》)：黄芩(酒洗)七钱,白僵蚕、陈皮(盐煮,去白)、天麻(酒洗)桔梗各五钱,青礞石(煅)、白芷各二钱,薄荷三钱,大黄(酒蒸九次,焙干)二两,半夏(牙皂、姜汁煮,焙干)一两。

养阴清肺汤(《重楼玉钥》)：大生地二钱,麦冬一钱二分,生甘草五分,玄参一钱半,贝母八分(去心),丹皮八分,薄荷五分,炒白芍八分。

祛瘀汤(《中医眼科学讲义》)＊：川芎、当归、赤芍、桃仁、生地黄、泽兰、丹参、郁金、仙鹤草、墨旱莲。

除风益损汤(《原机启微》)：熟地黄、当归、白芍药、川芎各一钱,藁本、前胡、防风各七分。

除风清脾饮(《审视瑶函》)＊：广陈皮、连翘、防风、知母、元明粉、黄芩、玄参、黄连、荆芥穗、大黄、桔梗、生地各等分。

除湿汤(《眼科纂要》)：连翘、滑石、车前、枳壳、黄芩、川连、木通、粉甘草、陈皮、白茯苓、荆芥、防风。

十　画

桃红四物汤(名称见于《医宗金鉴》卷四十四,为《玉机微义》卷三十一引《医垒元戎》"加味四物汤"之异名):当归、川芎、赤芍、生地黄、桃仁、红花。

逍遥散(《太平惠民和剂局方》):甘草(微炙赤)半两,当归(去苗,锉,微炒)、茯苓(去皮,白者)、芍药(白)、白术、柴胡(去苗)各一两,生姜(切破)一块,薄荷少许。

消翳汤(《眼科纂要》):密蒙花、柴胡、川芎、当归尾、甘草、生地、荆芥穗、防风、木贼、蔓荆子、枳壳。

涤痰汤(《奇效良方》):南星(姜制)、半夏(汤洗七次)各二钱半,枳实(麸炒)二钱,茯苓(去皮)二钱,橘红一钱半,石菖蒲、人参各一钱,竹茹七分,甘草半钱。

通窍活血汤(《医林改错》):赤芍一钱,川芎一钱,桃仁三钱(研泥),红花三钱,老葱三根(切碎),鲜姜三钱(切碎),红枣七个(去核),麝香半分。

十一　画

黄连解毒汤(《外台秘要》):黄连三两,黄芩、黄柏各二两,栀子(擘)十四枚。

菊花决明散(《证治准绳》):草决明、石决明(东流水煮一伏时,另研极细入药)、木贼草、防风、羌活、蔓荆子、甘菊花、甘草（炙）、川芎、石膏（另研极细入药）、黄芩各半两。

银花解毒汤（《中医眼科临床实践》）：金银花、蒲公英、大黄、黄芩、蔓荆子、蜜桑皮、天花粉、枳壳、生甘草、龙胆草。

银翘散（《温病条辨》）：连翘一两，银花一两，苦桔梗六钱，薄荷六钱，竹叶四钱，生甘草五钱，芥穗四钱，淡豆豉五钱，牛蒡子六钱。

清胃汤（《审视瑶函》）*：山栀仁（炒黑）、枳壳、苏子各六分，石膏（煅）、川黄连（炒）、陈皮、连翘、归尾、荆芥穗、黄芩、防风各八分，甘草（生）三分。

绿风羚羊饮（《医宗金鉴》）：黑参二钱，防风二钱，茯苓二钱，知母二钱，黄芩一钱，细辛一钱，桔梗二钱，羚羊角一钱，车前子一钱，大黄一钱。

十 二 画

散风除湿活血汤（《中医眼科临床实践》）：羌活9克，独活9克，防风9克，当归9克，川芎4.5克，赤芍9克，鸡血藤9克，前胡9克，苍术9克，白术9克，忍冬藤12克，红花6克，枳壳9克，甘草3克。

普济消毒饮（《医方集解》，即《东垣试效方》卷九"普济消毒饮子"）：黄芩、黄连各半两，人参三钱，橘红（去白）、元参、生甘草各二钱，连翘、黍粘子、板蓝根、马勃各一钱,白僵蚕(炒)七分,升麻七分,柴胡二钱,桔梗二钱。

温胆汤(《三因极一病证方论》):半夏(汤洗七次)、竹茹、枳实(麸炒,去瓤)各二两,陈皮三两,甘草(炙)一两,茯苓一两半。

滋阴降火汤(《审视瑶函》):当归一钱,川芎五分,生地黄(姜汁炒)、熟地黄、黄柏(蜜水炒)、知母(同上)、麦冬肉各八分,白芍药(薄荷汁炒)、黄芩、柴胡各七分,甘草梢四分。

滋阴退翳汤(《眼科临症笔记》):玄参五钱,知母三钱,生地四钱,寸冬三钱,蒺藜(炒)三钱,木贼三钱,菊花三钱,青葙子三钱,蝉蜕二钱,菟丝子三钱,甘草一钱。

犀角地黄汤(《备急千金要方》,为《外台秘要》卷二引《小品方》"芍药地黄汤"之异名):芍药三分,地黄半斤,丹皮一两,犀角屑一两。

十 三 画

新制柴连汤(《眼科纂要》):柴胡、川连、黄芩、赤芍、蔓荆、山栀、胆草、木通、甘草、荆芥、防风。

十 五 画

镇肝熄风汤(《医学衷中参西录》):怀牛膝一两,

生赭石(轧细)一两,生龙骨(捣碎)五钱,生牡蛎(捣碎)五钱,生龟板(捣碎)五钱,生杭芍五钱,玄参五钱,天冬五钱,川楝子(捣碎)二钱,生麦芽二钱,茵陈二钱,甘草一钱半。

参 考 书 目

段俊国. 中医眼科学[M]. 北京：人民卫生出版社,2012.

彭清华. 中医眼科学[M]. 北京：中国中医药出版社,2012.

曾庆华. 中医眼科学[M]. 北京：中国中医药出版社,2007.

赵堪兴. 眼科学[M]. 北京：人民卫生出版社,2010.

段俊国. 中西医结合眼科学[M]. 北京：中国中医药出版社,2013.

刘家琦等. 实用眼科学[M]. 第3版. 北京：人民卫生出版社,2010.

中华医学会. 临床技术操作规范·眼科学分册[M]. 北京：人民军医出版社,2010.

彭怀仁. 中医方剂大辞典[M]. 北京：人民卫生出版社,1993.

唐由之. 中医眼科全书[M]. 北京：人民卫生出版社,2011.

中医耳鼻咽喉科

上

篇

常用名词术语

1. 耳瘘：发生于耳前或耳后的瘘管。

2. 耳郭痰包(又称耳壳流痰)：耳郭局限性、无痛性肿胀，肤色不变，按之柔软，穿刺可抽出淡黄色液体。相当于耳郭假性囊肿(渗出性软骨膜炎)。

3. 断耳疮：耳郭红肿疼痛、溃烂流脓，甚至软骨坏死、耳郭变形、甚或断落。相当于化脓性耳郭软骨膜炎。

4. 旋耳疮：波及整个耳郭或旋绕耳周缝隙而发的湿疮。以耳部皮肤潮红、灼热、瘙痒、水疱、渗液、糜烂或脱屑、结痂、皲裂为特征，相当于外耳湿疹。

5. 耳疖：发生于外耳道的疖肿，以耳痛较剧、局限性红肿、或局部突起如椒目为特征，也称外耳道疖。

6. 耳疮：发生于外耳道的弥漫性红肿伴较轻微疼痛，相当于外耳道炎。

7. 耵耳：耵聍(耳垢、耳屎)凝结成核，堵塞外耳道致耳窍不通所致，又称耵聍栓塞。

8. 脓耳：以鼓膜穿孔、耳内流脓、伴听力下降为主要特征的中耳疾病。相当于化脓性中耳炎。

9. 耳胀、耳闭：以耳内胀闷堵塞感为主要症状，或伴听力下降。耳胀多见于病之初起,以耳内胀而兼痛;耳闭多为病之久者,耳内如物阻隔,清窍闭塞,听力下降较明显。

10. 耳眩晕:眩即目眩,眼前昏花缭乱;晕为头晕,出现头部运转不定之感觉。两者可单独出现,也可兼见。病因为耳窍功能失调所致。

11. 耳菌:发生于耳部的恶性肿瘤。以耳部肿块、疼痛、流污秽脓血为特征。

12. 鼻疳(鼻疮):鼻前孔附近皮肤红肿、糜烂、结痂、灼痒或皲裂,经久不愈、反复发作。相当于鼻前庭炎。

13. 鼻疔:发生于鼻尖、鼻翼及鼻前庭部位的疔疮疖肿,形小根硬状若钉盖、顶有脓点如椒目。一般数日内自行溃破,脓出而愈。若因邪毒壅盛,或处理不当可转为疔疮走黄之重症。

14. 鼻窒:经常性的、时轻时重、持续性或交替性的鼻塞,相当于慢性鼻炎。

15. 鼻槁(鼻干燥):鼻内干燥、黏膜萎缩,甚或鼻窍宽大;重者鼻气恶臭,称臭鼻症,相当于萎缩性鼻炎。

16. 鼻鼽(鼽嚏):以突然和反复发作的鼻痒、喷嚏、流清涕、鼻塞等为特征的鼻病。与过敏性鼻炎相似。

17. 鼻渊:以鼻流浊涕、量多不止,常伴头痛或鼻根痛、鼻塞、嗅觉减退,久则虚眩不已为特征的鼻病,又称脑漏。相当于急、慢性鼻窦炎。

18. 鼻痰包:发生于外鼻部的囊肿,肤色可不变。

19. 喉痹:以咽痛或异物不适感、咽部红肿、喉底(咽后壁)或有颗粒状突起(淋巴滤泡)为特征的咽部疾病。

20. 乳蛾:又名喉蛾、喉核,指咽部两侧之扁桃体,因其状如乳头,或如蚕蛾而名,有单蛾、双蛾之分;发病可见风热乳蛾和虚火乳蛾。小儿喉核肥大硬实,多因气血凝滞所致,称石蛾。

21. 喉痈:发生于咽喉及其邻近部位的痈肿的总称,因发病部位不同,可有喉关痈(相当于扁桃体周围脓肿)、里喉痈(相当于咽后壁脓肿)、颌下痈(相当于咽旁脓肿);病情发展迅速,严重者可致窒息。

22. 喉喑:声音不扬,甚至嘶哑失音;发病急者称暴喑,相当于急性喉炎;久病者称慢喉喑、久喑,相当于慢性喉炎。

23. 急喉风(紧喉风):以咽喉红肿疼痛、吸气性呼吸困难、痰涎壅盛、语言难出、汤水难下为主要症状的急性咽喉疾病,严重者可发生窒息死亡。属急性喉阻塞范围。

24. 梅核气:咽喉部的异常感觉,如有梅核梗阻,咯之不出,咽之不下,以女性多见。"妇人咽中如有炙脔""喉中介介如梗状"。

临证处理规范 *

一、病历书写规范

(一)住院病历书写要求

1. 住院病历内容:包括住院病案首页、住院志、体温单、医嘱单、化验单(检验报告)、医学影像检查资料、特殊检查(治疗)同意书、手术同意书、麻醉记录单、手术及手术护理记录单、病理资料、护理记录、出院记录(或死亡记录)、病程记录(含抢救记录)、疑难病例讨论记录、会诊意见、上级医师查房记录、死亡病例讨论记录等。

2. 入院记录的要求及内容

(1)患者一般情况:内容包括姓名、性别、年龄、民族、婚姻状况、出生地、职业、入院日期、记录日期、病史陈述者。

(2)主诉:是指促使患者就诊的主要症状(或体征)及持续时间。

(3)现病史:是指患者本次疾病的发生、演变、诊疗等方面的详细情况,应当按时间顺序书写。内容包括发病情况、主要症状特点及其发展变化情况、伴随症状、发病后诊疗经过及结果、睡眠、饮食等一般情况的变化,以及与鉴别诊断有关的阳性或阴性资料等。与本次疾病虽无紧密关系、但仍需治疗的其他疾病情况,可在现病史后另起一段予以记录。

(4) 既往史:是指患者过去的健康和疾病情况。内容包括既往一般健康状况、疾病史、传染病史、预防接种史、手术外伤史、输血史、药物过敏史等。

(5) 个人史:婚育史、女性患者的月经史,家族史。

(6) 体格检查:应当按照系统顺序进行书写。内容包括体温、脉搏、呼吸、血压,一般情况,皮肤、黏膜,全身浅表淋巴结,头部及其器官,颈部,胸部(胸廓、肺部、心脏、血管),腹部(肝、脾等),直肠肛门,外生殖器,脊柱,四肢,神经系统等。

(7) 专科情况:应当根据专科需要记录专科特殊情况。

(8) 辅助检查:指入院前所作的与本次疾病相关的主要检查及其结果。应当写明检查日期,如系在其他医疗机构所作检查,应当写明该机构名称。

(9) 初步诊断:是指经治医师根据患者入院时情况,综合分析所作出的诊断。如初步诊断为多项时,应当主次分明。

(10) 书写入院记录的医师签名。

3. 患者入院不足 24 小时出院的,可以书写 24 小时内入出院记录。内容包括患者姓名、性别、年龄、职业、入院时间、出院时间、主诉、入院情况、入院诊断、诊疗经过、出院情况、出院诊断、出院医嘱、医师签名等。

4. 患者入院不足 24 小时死亡的,可以书写 24 小时内入院死亡记录。内容包括患者姓名、性别、年龄、职业、入院时间、死亡时间、主诉、入院情况、入院诊断、诊疗经过(抢救经过)、死亡原因、死亡诊断、医师签名等。

5. 病程记录的要求及内容

(1) 首次病程记录:是指患者入院后由经治医师或值班医师书写的第一次病程记录,应当在患者入院 8 小时内完成。首次病程记录的内容包括病例特点、诊断依据及鉴别诊断、诊疗计划等。

(2) 日常病程记录:是指对患者住院期间诊疗过程的经常性、连续性记录。由医师书写,也可以由实习医务人员或试用期医务人员书写。书写日常病程记录时,首先标明记录日期,另起一行记录具体内容。对病危患者应当根据病情变化随时书写病程记录,每日至少 1 次,记录时间应当具体到分钟。对病重患者,至少 2 日记录一次病程记录。对病情稳定的患者,至少 3 日记录一次病程记录。对病情稳定的慢性病患者,至少5日记录一次病程记录。

(3) 上级医师查房记录:是指上级医师查房时对患者病情、诊断、鉴别诊断、当前治疗措施疗效的分析及下一步诊疗意见等的记录。主治医师首次查房记录应当于患者入院48小时内完成。内容包括查房医师的姓名、专业技术职务、补充的病史和体征、诊断依据与鉴别诊断的分析及诊疗计划等。科主任或具有副主任医师以上专业技术职务任职资格医师查房的记录,内容包括查房医师的姓名、专业技术职务、对病情的分析和诊疗意见等。

(4) 疑难病例讨论记录:是指由科主任或具有副主任医师以上专业技术任职资格的医师主持、召集有关医务人员对确诊困难或疗效不确切病例讨论的记录。内容包括讨论日期、主持人及参加人员姓名、专业技术职务、讨论意见等。

(5) 交(接)班记录:是指患者经治医师发生变更之际,交班医师和接班医师分别对患者病情及诊疗情况进行简要总结的记录。交班记录应当在交班前由交班医师书写完成;接班记录应当由接班医师于接班后24小时内完成。交(接)班记录的内容包括入院日期、交班或接班日期、患者姓名、性别、年龄、主诉、入院情况、入院诊断、诊疗经过、目前情况、目前诊断、交班注意事项或接班诊疗计划、医师签名等。

（6）转科记录：是指患者住院期间需要转科时，经转入科室医师会诊并同意接收后，由转出科室和转入科室医师分别书写的记录。包括转出记录和转入记录。转出记录由转出科室医师在患者转出科室前书写完成（紧急情况除外）；转入记录由转入科室医师于患者转入后24小时内完成。转科记录内容包括入院日期、转出或转入日期、患者姓名、性别、年龄、主诉、入院情况、入院诊断、诊疗经过、目前情况、目前诊断、转科目的及注意事项或转入诊疗计划、医师签名等。

（7）阶段小结：是指患者住院时间较长，由经治医师每月所作病情及诊疗情况总结。阶段小结的内容包括入院日期、小结日期、患者姓名、性别、年龄、主诉、入院情况、入院诊断、诊疗经过、目前情况、目前诊断、诊疗计划、医师签名等。交（接）班记录、转科记录可代替阶段小结。

（8）抢救记录：是指患者病情危重，采取抢救措施时作的记录。内容包括病情变化情况、抢救时间及措施、参加抢救的医务人员姓名及专业技术职务等。记录抢救时间应当具体到分钟。

（9）会诊记录（含会诊意见）：是指患者在住院期间需要其他科室或其他医疗机构协助诊疗时，分别由申请医师和会诊医师书写的记录。内容包括申请会诊记录和会诊意见记录。申请会诊记录应当简要写明患者病情及诊疗情况、申请会诊的理由和目的,申请会诊医师签名等。会诊意见记录应当有会诊意见,会诊医师所在的科别或者医疗机构名称、会诊时间及会诊医师签名等。

(10)术前小结:是指在患者手术前,由经治医师对患者病情所作的总结。内容包括简要病情、术前诊断、手术指征、拟施手术名称和方式、拟施麻醉方式、注意事项等。

(11)术前讨论记录:是指因患者病情较重或手术难度较大,手术前在上级医师主持下,对拟实施手术方式和术中可能出现的问题及应对措施所作的讨论。内容包括术前准备情况、手术指征、手术方案、可能出现的意外及防范措施、参加讨论者的姓名、专业技术职务、讨论日期、记录者的签名等。

(12)麻醉记录:是指麻醉医师在麻醉实施中书写的麻醉经过及处理措施的记录。麻醉记录应当另页书写,内容包括患者一般情况、麻醉前用药、术前诊断、术中诊断、麻醉方式、麻醉期间用药及处理、手术起止时间、麻醉医师签名等。

(13)手术记录:是指手术者书写的反映手术一般情况、手术经过、术中发现及处理等情况的特殊记录,应当在术后24小时内完成。特殊情况下可由第一助手书写时,但应有手术者签名。手术记录应当另页书写,内容包括一般项目(患者姓名、性别、科别、病房、床位号、住院病历号或病案号)、手术日期、术前诊断、术中诊断、手术名称、手术者及助手姓名、麻醉方法、手术经过、术中出现的情况及处理等。

(14)术后首次病程记录:是指参加手术的医师在患者术后即时完成的病程记录。内容包括手术时间、术中诊断、麻醉方式、手术方式、手术简要经过、术后处理措施、术后应当特别注意观察的事项等。

6. 手术同意书:是指手术前,经治医师向患者告知拟施手术的相关情况,并由患者签署同意手术的医学文书。内容包括术前诊断、手术名称、术中或术后可能出现的并发症、手术风险、患者签名、医师签名等。

7. 特殊检查、特殊治疗同意书:是指在实施特殊检查、特殊治疗前,经治医师向患者告知特殊检查、特殊治疗的相关情况,并由患者签署同意检查、治疗的医学文书。内容包括特殊检查、特殊治疗项目名称、目的、可能出现的并发症及风险、患者签名、医师签名等。

8. 出院记录:是指经治医师对患者此次住院期间诊疗情况的总结,应当在患者出院后24小时内完成。内容主要包括入院日期、出院日期、入院情况、入院诊断、诊疗经过、出院诊断、出院情况、出院医嘱、医师签名等。

9. 死亡记录：是指经治医师对死亡患者住院期间诊疗和抢救经过的记录，应当在患者死亡后24小时内完成。内容包括入院日期、死亡时间、入院情况、入院诊断、诊疗经过(重点记录病情演变、抢救经过)、死亡原因、死亡诊断等。记录死亡时间应当具体到分钟。

10. 死亡病例讨论记录：是指在患者死亡一周内，由科主任或具副主任医师以上专业技术职务任职资格的医师主持，对死亡病例进行讨论、分析的记录。内容包括讨论日期、主持人及参加人员姓名、专业技术职务、讨论意见等。

11. 医嘱：是指医师在医疗活动中下达的医学指令。

医嘱内容及起始、停止时间应当由医师书写。

医嘱内容应当准确、清楚，每项医嘱应当只包含一个内容，并注明下达时间，应当具体到分钟。

医嘱不得涂改。需要取消时，应当使用红色墨水标注"取消"字样并签名。

一般情况下，医师不得下达口头医嘱。因抢救急危患者需要下达口头医嘱时，护士应当复诵一遍。抢救结束后，医师应当即刻据实补记医嘱。

医嘱单分为长期医嘱单和临时医嘱单。

12. 辅助检查报告单：是指患者住院期间所做各

项检验、检查结果的记录。内容包括患者姓名、性别、年龄、住院病历号(或病案号)、检查项目、检查结果、报告日期、报告人员签名或者印章等。

(二)门诊病历书写要求*

1. 门诊病历内容包括门诊病历首页、病历记录、化验单(检验报告)、医学影像检查资料等。

2. 门诊病历首页内容应当包括患者姓名、性别、出生年月、民族、婚姻状况、职业、工作单位、住址、药物过敏史等项目。

3. 门诊手册封面内容应当包括患者姓名、性别、年龄、工作单位或住址、药物过敏史等项目。

4. 门诊病历记录分为初诊病历记录和复诊病历记录

(1) 初诊病历记录书写内容应当包括就诊时间、科别、主诉、现病史、既往史、阳性体征及必要的阴性体征和辅助检查结果,诊断及治疗意见和医师签名等。

(2) 复诊病历记录书写内容应当包括就诊时间、科别、主诉、病史、必要的体格检查和辅助检查结果、诊断、治疗处理意见和医师签名等。

5. 门诊病历记录应当由接诊医师在患者就诊时及时完成。

(三)急诊病历书写要求

1. 急诊病历内容包括门诊病历首页、病历记录、化验单(检验报告)、医学影像检查资料等。

2. 急诊病历首页内容应当包括患者姓名、性别、出生年月、民族、婚姻状况、职业、工作单位、住址、药物过敏史等项目。

3. 急诊手册封面内容应当包括患者姓名、性别、年龄、工作单位或住址、药物过敏史等项目。

4. 急诊病历记录分为初诊病历记录和复诊病历记录

（1）初诊病历记录书写内容应当包括就诊时间、科别、主诉、现病史、既往史，阳性体征及必要的阴性体征和辅助检查结果，诊断及治疗意见和医师签名等。

（2）复诊病历记录书写内容应当包括就诊时间、科别、主诉、病史、必要的体格检查和辅助检查结果、诊断、治疗处理意见和医师签名等。

急诊病历书写就诊时间应当具体到分钟。

5. 急诊病历记录应当由接诊医师在患者就诊时及时完成。

6. 抢救危重患者时，应当书写抢救记录。对收入急诊观察室的患者，应当书写留观期间的观察记录。

二、手术处理规范*

（一）术前准备（以鼻息肉摘除术为例）

1. 术前必做检查：血常规、肝肾功能、心电图、B

超检查、X线检查等入院常规检查及专科检查。

2. 术前必须问清病史,有无用药禁忌。做好与患者及其家属的术前谈话,签署"知情同意书"。

3. 术前医嘱:手术区域备皮、禁食、术前用药及心理调护等。

4. 麻醉:全麻或局麻。

5. 为预防术后感染,围手术期可给予抗生素预防,如术前带药入手术室,术前0.5～2 h内给药,或麻醉开始时给药。

(二) 手术流程及操作方法、适应证(以全麻下鼻内窥镜手术为例)

1. 适应证:鼻腔、鼻窦息肉。

2. 患者平卧位,静吸复合全身麻醉后,常规消毒铺巾,导入0°鼻镜,2 ml 1‰肾上腺素＋生理盐水20～30 ml浸润棉片,放置到中鼻道、嗅裂、总鼻道、下鼻道等鼻腔黏膜或息肉表面,以收缩鼻黏膜血管降低鼻黏膜因手术操作所致的反射性血管舒张。留置3 min。

3. 鼻内镜下清晰暴露息肉样组织,探查息肉样组织根蒂及分泌物来源、性状,息肉组织较大或多发性基底广泛者,咬切钳先切除部分息肉样组织,留取部分以送病理检查,吸切器彻底切除病变组织。具体术式视病变部位而定,Messerklinger技术(从前向后开放/切除鼻窦)更适用于病变局限于前组鼻窦,Wigand

技术(从后向前开放/切除鼻窦)更适合单纯的后组鼻窦病变。

4. 浸润肾上腺素棉片压迫止血,查无活动性出血,填塞止血材料如明胶海绵、纳吸棉、藻酸钙纱条等,覆盖棉球或纱布。

5. 待患者麻醉清醒后无特殊不适送返病房。

(三)术后处理

未行全身麻醉者静卧至体力恢复即可;静脉麻醉者,需清醒后静卧半小时以上。

(四)术后医嘱

包括饮食、护理、体位、用药等。

三、耳鼻咽喉科用药要点

全身用药及局部用药,如滴耳剂、喷鼻剂、漱口液、雾化吸入等,详见各论。

专科检查与症状鉴别

一、专科检查

耳鼻咽喉科专科体检在采集病史后进行。除急诊外,检查顺序为全身检查、耳鼻咽喉各部位检查和头颈部检查。

(一)全身检查*

同内科检查。

(二)耳鼻咽喉各部位检查及颈部检查*

1. 耳的检查:观察患者对声音的反应;查看耳郭大小、形状和位置,有无畸形、缺损、瘘管、新生物,有无皮损;查看外耳道,有无耵聍、肿物、狭窄或闭锁及外耳道皮肤有无红肿、有无异常分泌物;查看鼓膜形态、色泽、解剖标志和活动度,注意有无充血、肿胀、大泡、穿孔、钙斑等;查看鼓室有无肉芽、黏膜增厚及胆脂瘤等;触诊乳突区、耳屏有无压痛;嗅诊有无耳内异味;吞咽或捏鼻鼓气法测试耳咽管功能;音叉试验有骨气导对比、骨导偏向等判断耳聋性质;采用直立、对指、行走等试验,冷热水试验和自发性眼震检查等判断平衡功能有无障碍。

2. 外鼻检查：观察外鼻形态、皮肤色泽，触诊有无压痛、增厚、变硬、骨擦感等。

3. 鼻腔检查：观察鼻前庭鼻毛有无脱落、稀疏，皮肤有无红肿、溃烂、结痂、皲裂、渗液和肿块。前鼻镜观察鼻腔黏膜色泽，有无充血、肿胀、肥厚、干燥和萎缩；鼻腔有无异物、息肉及新生物；各鼻甲有无肿大、肥厚、息变；总鼻道有无增宽或变窄；各鼻道有无异常分泌物（量、色和性状）；鼻中隔有无偏曲、出血、血管扩张、糜烂及穿孔。鼻窦检查主要包括视诊、触诊，观察面颊部、内眦及眉根处皮肤有无红肿、压痛，局部有无硬性或弹性隆起，眼球有无移位和运动障碍。呼吸功能和嗅觉测试（可采用主观粗略估计法）。

4. 口咽检查：借助压舌板观察口咽部（包括扁桃体、前后腭弓、软腭、咽侧索、咽后壁）形态，黏膜色泽，有无充血、肿胀、分泌物、假膜、溃疡、新生物、肥厚、干燥和萎缩；注意扁桃体大小，挤压有无干酪样物或脓液溢出。

5. 鼻咽检查：借助间接鼻咽镜观察鼻咽顶后壁、侧壁、鼻后孔、中下鼻甲后端，黏膜有无充血、肿胀、粗糙、出血、溃疡和新生物等。

6. 间接喉镜检查：借助间接喉镜依次观察舌根、会厌、喉入口、梨状窝、会厌喉面、构会厌襞、室带、喉室、声带和声门下等结构，注意黏膜色泽，有无充血、肿胀、增厚、溃疡、瘢痕、异物和新生物;声带有无息肉、小结或新生物,活动有无障碍。

7. 颈部检查:视诊喉外观有无畸形、瘢痕、外伤及肿块,触诊喉体活动度和有无压痛,颈部淋巴结有无肿大,甲状腺区有无结节等。

8. 额镜是耳鼻喉科检查最基本的工具,焦距约 25 cm,注意保持姿势正确,对光掌握"三点一线";查鼻腔时左手持前鼻镜,贴鼻底在鼻前庭上下撑开,闭进开退,倾角调整;查鼻咽时右手持加热的鼻咽镜(镜面朝上)配合压舌板(压舌前 2/3)置软腭与咽后壁之间,上前适当移动观察;查喉和喉咽时纱布裹舌前 1/3 左手拉出,右手持加热间接喉镜(镜面朝下),前后左右适当变化角度观察,发"衣"音可查看喉腔和喉咽部;查耳时需牵拉耳郭、推压耳屏,必要时借助喇叭形耳镜和鼓气耳镜。

二、常见症状的鉴别要点

(一)耳病 *

耳病的常见症状及体征有:耳痛、耳流脓、耳鸣、耳聋、耳眩晕等。病因多由于感受风、热、湿邪,导致以肝、肾、心、脾为主的脏腑功能失调。耳病辨证应全身辨证与耳的局部症状结合,在八纲辨证和脏腑辨证基础上综合分析。

1. 耳痛：耳痛部位包括耳郭、耳周及耳窍深部；主要从耳痛的性质、疼痛时间、是否伴有耳流脓、听力下降和头痛等进行辨证。

（1）病初耳痛较轻，见耳郭微红、微肿，多为耳郭受邪，如断耳疮初起；若见耳道内有局限性或弥漫性红肿，多为耳疖、耳疮；若伴耳内堵塞感，耳膜微红，听力略减，多为耳胀或脓耳初起，风热邪气侵袭或风寒化热所致。

（2）耳病久而微痛，或胀塞不适，或伴耳鸣等，属肝肾不足或脾气虚弱之虚证；或伴耳流脓、听力下降，为脾虚湿停之证。

（3）耳痛，牵引耳郭或按压耳屏时疼痛加重，则为火热邪毒上攻作肿作脓。

（4）耳痛较剧，跳痛或钻痛，伴患侧头痛，发热，多属肝胆火炽、湿热壅盛犯及于耳之实证；若伴局部红赤，在耳郭为断耳疮；若耳后完骨红肿为耳后疽；若外耳道疼剧红肿为耳道疮疖；若鼓膜红赤，多为鼓膜炎或脓耳。

（5）耳痛、头痛剧烈、壮热、呕吐或神昏谵语为脓耳变证，此为火毒内犯心包之重证。

（6）外伤、异物入耳、飞虫入耳亦可致耳痛剧烈。

2. 耳肿

（1）耳郭、耳周、耳道、鼓膜轻度充血、肿胀，初起多见旋耳疮、耳疖、耳疮、鼓膜炎多为风热邪毒为患；若红赤肿胀并有剧痛多为肝胆热邪壅盛；若兼有湿烂渗液,多挟湿热之邪。

(2) 耳郭肿胀明显而皮色不变,按之柔软不痛,为耳郭痰包,痰湿困耳所致。

(3) 耳郭肿胀色暗红,或溃烂或有结,多为耳郭冻伤,寒邪凝滞所致。

3. 耳流脓: 主要从流脓时间长短、脓液颜色及其质地、脓量和气味等方面进行辨证。

(1) 发病急,流脓初起,脓质稠,色泽重,多为实证、热证;发病缓、流脓日久,色清淡稀薄、秽浊,多为虚证、寒证或虚实夹杂证。

(2) 发病缓、流脓日久,脓色黄,多为肝胆火热上蒸;脓中带血,多为热毒壅盛,伤及血分;脓色白或色青多属脾虚;脓液黑腐污秽,多为肾虚,湿浊困结,病情较危重。

(3) 脓量多而质稠者,多属体实阳盛,湿热上蒸;脓量多而清稀,多为脾虚湿困;脓液臭秽,有豆腐渣样物,多为肾元亏虚,湿热滞留,蚀及骨质,为虚实夹杂证。

4. 耳鸣、耳聋 *

(1) 耳鸣暴发,鸣声大,听力下降,常见于风、热、湿邪壅塞耳窍,肝胆之火上逆,或痰火郁结上扰清窍之实证、热证。

(2) 耳鸣渐发,鸣声细微,听力逐渐下降,多为肝肾阴虚、虚火上炎,或气血亏耗、耳失濡养之虚证。

(3) 耳鸣呈高音调如蝉鸣,高频听力下降明显,多属肝肾虚损或气血不足之虚证。

(4) 耳鸣呈低音调如风吹声等,低频听力下降明显,多属肝胆热盛,或风邪外袭,邪气壅滞耳窍之实证。

(5) 年老听力逐渐减退,无其他导致耳鸣耳聋病史,为生理性听力下降,多为肝肾亏损,气血不足,清窍失养之虚证。

(6) 耵聍栓塞、异物入耳亦可造成耳鸣、耳聋。

5. 耳眩晕: 初次发病多突然眩晕,首先单侧耳鸣或耳聋,继而有天旋地转、身体向一侧倾倒的感觉,伴恶心呕吐、不欲睁眼,检查可见眼球震颤。

(1) 眩晕发作时伴耳鸣或耳聋、耳痛胀闷、面红目赤、口苦咽干、急躁易怒者,多属肝阳上扰清窍;眩晕伴有头重、头胀、低音调耳鸣、胸闷恶心、纳呆倦怠者,多属痰浊中阻;反复发作眩晕,耳鸣,听力减退,或耳胀闷,劳作后眩晕发作加重,或有心悸、气短、乏力者多属气血不足之证;眩晕常作,伴有高音调耳鸣,听力减退以高频明显,记忆力减退,腰膝酸软,多属肾元亏损之证。

(2) 眩晕伴耳流脓,多系脓耳变证。如为初病,脓黄,耳痛剧,多为肝胆火热蒸灼耳窍;如为久病,脓清稀,多为脾虚湿困;若脓呈豆腐渣样且臭秽,多为肾元亏损、湿毒内困之证。

(二)鼻病

鼻病的常见症状与体征有:鼻塞、流涕、头痛、鼻衄及嗅觉障碍等。多由风、热、寒、湿邪入侵,肺、脾、胆、肾等脏腑功能障碍所致。鼻病辨证应全身辨证与鼻的局部症状结合,在八纲辨证和脏腑辨证基础上综合分析。急性发病的实证、热证,多见于肺、胆、脾三经,久病的虚证、寒证,则多见于肺、脾、肾三经。

1. 鼻塞*:应根据鼻塞的持续时间、单或双侧、是否伴流涕、头痛等情况进行辨证。

(1)鼻塞初起,全身伴风热表证,为风热邪毒犯表;若全身伴风寒表证,为风寒外邪侵袭,常见于伤风鼻塞。

(2)突发或阵发性鼻塞伴鼻痒、喷嚏频作、清涕,鼻甲肿胀、苍白,多为外感风寒邪气或异气刺激、体虚卫外失固;为肺、脾、肾虚,寒邪凝聚。常见于鼻鼽。

(3)鼻塞涕黄,鼻黏膜红赤肿甚,头晕、头痛、口苦、咽干,多为胆火上犯鼻窍;鼻塞重,涕黄稠量多,鼻黏膜肿甚,色红,头胀重,多为脾经湿热上犯鼻窍;常见于鼻渊。

(4)鼻塞日久,时轻时重或呈交替性,迁延不愈,涕清稀,鼻黏膜色淡红,下鼻甲肿胀柔软、光滑、色淡或苍白,喜温,多为肺脾气虚,寒邪阻滞鼻窍。

(5) 若鼻塞持续,鼻音重,鼻甲肿大质硬、鼻黏膜暗红,凹凸不平,多为邪毒久留,气血瘀阻鼻窍。常见于鼻窒。

(6) 鼻塞渐进,多因鼻内息肉或肿物日增。

(7) 自觉鼻内堵塞感,但查见鼻窍气息通达,鼻黏膜干燥萎缩,或见涕痂积留,多为燥邪犯肺,或肺脾气阴亏乏,或肺肾阴虚,鼻窍失养,鼻失滋养而致鼻槁。

(8) 小儿单侧鼻塞,流污秽脓血涕,多为鼻腔异物染毒而致。

2. 流涕:应根据鼻涕的性状、色泽、涕量、气味等进行辨证。

(1) 鼻涕多而清稀,若系鼻病初起,伴有肺卫表证者,多属风邪犯鼻;若系久病,且阵发性发作,鼻痒、喷嚏频作、涕清稀如水、量多,多为肺脾肾阳虚不能上奉,鼻窍失于温化,多为鼻鼽,证属肺、脾、肾虚。

(2) 鼻涕黄浊如脓样,或带血丝,量多,鼻甲红赤肿胀,为急鼻渊,多属肺、胆、脾经热盛,上灼鼻窍。

(3) 流涕日久,鼻涕黏黄或黏白且量多,鼻甲肿胀色淡,为慢鼻渊,多属肺气虚寒或脾气虚弱,邪滞鼻窍。

(4) 流涕黄浊如脓,有臭味、鼻甲红赤肿胀,鼻塞,多为胆经热盛、上灼窦窍;若涕黄量多,为胆、脾二经湿热;可见于急鼻渊。

(5) 久病涕黄绿,或干结成痂,鼻内干燥,或有臭味,鼻膜萎缩,多为邪毒久留,肺脾气阴两虚,可见于鼻槁。

3. 鼻痛

(1) 外伤鼻痛,有局部肿胀皮下青紫或损伤、破溃、骨折,为气血瘀阻疼痛。

(2) 鼻前庭、鼻尖部局限性红肿疼痛或弥漫性红肿疼痛,多为风热邪毒侵袭之证。

(3) 若鼻痛红肿,引发颜面部红肿并有高热、头痛等,为疔疮走黄之证。

(4) 鼻前庭疼痛,流脂水,有痒痛或糜烂、干痂,多为脾胃湿热之证。

(5) 鼻塞,脓涕,鼻部及头额或鼻根或颧部疼痛,多为热邪蕴结或湿热蕴积之鼻渊证。

(6) 鼻窍干燥疼痛或者头痛,过度通气,鼻黏膜干燥萎缩为阴虚燥邪为患。

4. 头痛(鼻源性头痛) *:鼻病常引起头痛。辨证时应注意头痛的轻重缓急、疼痛性质、发作时间和部位及其伴随症状。

(1) 头痛初起,伴鼻塞、流涕、打喷嚏,多为风邪犯鼻。

(2) 头痛剧烈,前额、鼻梁、颧部疼痛,或头深部疼痛,且有一定的时间规律,伴流黄浊脓涕,量多,或涕臭,鼻甲红肿者,为鼻渊头痛,多为肺、胆、脾经热盛,邪热上灼为患。若鼻黏膜红赤肿胀伴口苦、咽干、烦躁,此为肝胆火盛,循经上走鼻窍。头痛头沉昏胀感,涕黄量多,鼻黏膜肿胀甚,色红,多为脾经湿热上犯于鼻。

(3)鼻病日久,头钝痛或头昏头重,遇冷加重,鼻塞、涕清或涕黏黄或白,鼻黏膜色淡,多为肺、脾气虚,湿浊上犯。头痛缠绵,持续性鼻塞,鼻膜肿胀色淡,涕清多为肺脾肾阳虚,湿浊滞留鼻窍。

(4)鼻前庭及鼻尖局部红肿疼痛,伴头痛,见于邪毒外袭,火毒上攻之鼻疔;若引发颜面红肿疼痛,高热头痛等,为火毒势猛,疔疮走黄之证。

(5)头痛,伴鼻内干燥,鼻腔宽大,为鼻槁,多属阴虚或燥邪为患。

5. 鼻衄*:鼻衄是各种原因引起鼻部络脉损伤所致,辨证时要注意血色、血量、出血时间、部位,特别是患者的全身情况和基础疾病情况。鼻衄严重者称鼻洪。鼻衄与肺、胃、肝、肾、脾等脏腑功能受损有关。

(1)血色鲜红,多属阳明腑热证。若量少、点滴而出,多为风热犯鼻,或风寒化热燥热邪气所伤;若量多不止,多为胃腑热盛,或肝胆火热壅盛之证。

(2)血色淡红,渗渗而出,量或多或少,时发时止,多为心脾亏虚,气不摄血,或肝肾不足、气血亏损;衄血色红而量不多,时发时止,多见于阴虚火旺之证。

(3) 入夜衄血,渗渗而出,多为阴虚,或气阴两亏。

(4) 鼻衄见于鼻中隔前端 Little's 区,可因挖鼻、外感、局部黏膜溃疡或干燥引起,多为实证、热证,亦可见虚实夹杂证。

(5) 鼻衄见于后鼻孔部位,血液倒流于咽部,年长患者多为肝胆火盛或阴虚阳亢;年轻患者要警惕鼻咽部纤维血管瘤。

(6) 鼻衄突发可因外伤,血色鲜红、损伤较轻可自行止血,损伤重者难以自行止血;鼻腔或咽部有鲜血,亦有血痂存留可能。

(7) 鼻咽癌初期涕中带血,常回吸时有少许暗红色血,晚期可大量出血。

6. 鼻干 *

(1) 鼻干伴黏涕,鼻黏膜红赤,初始多见于外感风热邪气或风寒化热伤及肺窍。

(2) 鼻干灼热,少涕,鼻黏膜干燥红赤,可见于燥邪伤及肺窍,津液受灼。

(3) 鼻干伴鼻堵塞感,鼻黏膜、鼻甲萎缩,多见于肺脾肾阴虚,虚火上灼鼻窍,属鼻槁证。

(4) 鼻干鼻黏膜色淡白,少涕,见于气血两亏,精气不能上荣鼻窍。

7. 嗅觉异常 *：应根据嗅觉异常出现的时间长短、是否可自行恢复及伴随鼻病的其他症状综合辨证。

（1）鼻病初起，嗅觉消失或偶有嗅觉，伴鼻塞甚，鼻黏膜肿胀，鼻甲肿大、红赤者多为风热邪毒壅塞鼻窍；鼻黏膜淡白者多为风寒之邪凝滞鼻窍。

（2）鼻病日久，嗅觉迟钝或丧失，鼻黏膜淡白肿胀，鼻涕清稀，多属肺、脾、肾虚，鼻失温养之证。

（3）嗅觉消失，鼻黏膜干枯、鼻甲萎缩，为肺肾阴虚或脾气虚弱，鼻窍失养，见于鼻干燥或鼻槁。

（4）嗅觉进行性减退，鼻内有肿物堵塞，日渐加重，多见于痰凝血瘀，结聚鼻窍，脉络受阻，可见于鼻息肉、鼻部肿瘤等。

（5）嗅觉失灵或丧失，鼻腔未见明显异常变化，多与七情所伤致元神之府或心神调控失常有关。

（6）嗅觉倒错，可见于妊娠期或外伤；幻嗅见于心理疾病、酒精中毒或癫痫者。

（三）咽喉病

咽喉病常见的症状有：咽喉红肿疼痛、咽干燋痒、异物感、声音异常及咽喉危候等。咽喉病多由风、热、湿、疫外侵，或肺、胃、脾、肝、肾等功能障碍所致；临床表现多为火热上炎，但有虚火、实火之分。

1. 咽喉红肿疼痛 *：红肿疼痛是咽喉病常见的症状，辨证时应注意疼痛的轻重缓急以及咽部黏膜、喉核、喉底及声带等形态色泽的变化。特别应注意会厌部疾病引起的喉部为主的疼痛。

（1）病初起,咽喉红肿、疼痛,多为风热外袭,肺经热盛,邪在卫表之证;若咽喉淡红、微肿、微痛,多属风寒外犯,肺为寒邪所遏之证。常见于喉痹、乳蛾等病初期。

（2）咽喉疼痛较剧,咽部红肿较甚,喉底颗粒红肿突起,或喉核红肿,或声带红肿、闭合欠佳,多为邪热由表入里,肺胃热盛。常见于喉痹、乳蛾、喉瘖等病。

（3）咽喉疼痛剧烈,发病迅速,咽喉黏膜红肿高突,色深红,是肺胃热毒壅盛,火热上蒸,内外邪热搏结之实热证;若疼痛剧烈不减,局部漫肿,触按坚硬,为热毒壅盛,灼伤黏膜,可致化腐成脓趋势。咽喉部跳痛,局限性红肿,触压较软,此为火毒壅盛所致痈疮成脓。常见于喉痈。

（4）咽喉病日久,微红、微肿、微痛,多属虚证;若咽部微痛、干热,喉底颗粒如帘珠状突起,潮红,或喉核前后潮红,上有细白星点,或见声带微红微肿,多为阴虚,虚火上炎。常见于喉痹、乳蛾、喉瘖等病。

（5）喉痛：初起会厌苍白水肿者多为风寒束肺或痰湿为患;若会厌红肿、饱满隆起并疼痛甚,吞咽时疼痛更加剧,此为风热邪毒犯喉或肺胃热毒壅盛之急喉风;若会厌疼痛漫肿,并有黄白色脓点,此为化腐成痈之象。

2. 咽干焮痒、异物感：咽干焮痒、异物感是乳蛾、喉痹、喉瘖、梅核气等病常见的自觉症状。

（1）咽喉病初起，咽痛、咽干、灼热、咽痒咳嗽、咽部红肿，多属风热外袭。

（2）咽喉病日久，咽内发干，痒感、焮热感、梗梗不利，干咳少痰，咽黏膜干枯少津，甚者咽黏膜干如油纸，多为肺肾阴虚，虚火上炎。

（3）咽喉病日久，咽喉梗梗不利，痰黏着感，口淡不渴，胸闷恶心，多为脾虚湿困；若咽喉堵塞异物感，焮热感，痰黏难咯，伴见喉底颗粒增多暗红，喉核肥大质韧，声带暗红或有小结等，多为痰瘀搏结于咽喉所致。

（4）咽喉异物感如梅核阻塞，但不碍饮食，常伴抑郁多疑，心烦郁怒者，多为肝郁气滞，痰气交阻之证。

（5）咽喉梗阻，异物感严重，饮食难下，呼吸不顺，当注意咽喉、食管是否有肿瘤。

（6）咽干而痒，咽黏膜红，时咳少痰，初起多为燥邪所袭或火热伤阴；日久多为肺、肝、肾阴虚，虚火上扰所致。

（7）咽痒时咳多痰、鼻塞有涕，初起多为风邪挟寒、挟热上袭肺窍所致；日久多为痰湿为患。

（8）咽痒时咳心悸、气短、乏力，脉结代，多为心脾气虚或心气虚损。

（9）咽痒时欲呕，胃胀不适，时有泛酸，多为胃失和降或肝气犯胃所致。

3. 声音异常*：声音改变为咽喉疾病的常见症状，如言语不清，声音嘶哑，语音低沉无力等，常见于喉痹、喉瘖、喉癣、喉瘤、喉菌等病。辨证时应注意发病的缓急及其伴随症状。

（1）咽喉病初起，发病迅速，咽喉肿痛，言语不清，口中如含物，多为咽喉痈，肺胃邪热壅盛之证。

（2）猝然声音不扬，甚则声音嘶哑，喉部不适、疼痛，声带淡红轻肿，为风热犯肺；若咽淡红或不红，咽喉微痛，声带不红，闭合欠佳，多为外感风寒所致；若声带鲜红肿胀，上有黏痰，咳嗽痰黄，为痰热壅肺。若突然声嘶、伴咽痛且干、口渴、声带红，多为肺胃热盛，火热蕴结于咽喉。

（3）声嘶日久，咽喉干涩微痛，喉痒干咳，痰黏少，午后尤甚，咽红而干，声带红，闭合差，多为肺肾阴虚，虚火上炎；若声嘶日久，语音低沉，讲话不能持久，声带肥厚或有息肉、小结，声门闭合不良，多为气滞血瘀痰凝；若声嘶日久，语音低微，讲话费力，气短乏力，声带松弛，闭合欠佳，多为肺脾气虚。若语音低沉，声带边缘肥厚或水肿闭合不良，多为气虚痰浊蕴滞；若声嘶日久，发音费力而沉重，声带一侧不能运动，多为气虚脉络痹阻或声带脉络气血瘀滞所致；若声嘶渐重，发音不能持久，声带有小结或息肉，运动闭合差，多属气耗阴伤或气滞血瘀痰凝所致；

（4）妊娠后期，出现声音嘶哑，甚至不能发音，为子瘖，多因肾之精气不能上达咽喉，肺系失养而致。

（5）突然失音，咳嗽声音如常，咽喉检查无异常，多为恚怒七情所伤，肝郁气滞所致。

4. 咽喉病危候＊：咽喉病出现吸气性呼吸困难，多属危候，临床常伴有咽喉红肿疼痛、痰涎壅盛、语言难出、声如拽锯、汤水难下等症状，严重者可发生窒息死亡。常见于急喉风，多为热毒痰浊壅结咽喉之证。

专科操作与治疗方法

一、专科常用操作方法 *

1. 外耳道冲洗法：用于外耳道异物或耵聍栓塞软化后的清除。

（1）患者取侧坐位,头偏向健侧,患侧颈及肩部围以治疗巾,手托弯盘紧贴患侧耳垂下方的皮肤,以盛装冲洗时流出的水液。

（2）操作者左手将患侧耳郭轻轻向后上方（小儿向后下）牵引,使外耳道成一直线；右手持吸满温生理盐水的冲洗器（或注射器）向外耳道后上壁方向冲洗。

（3）反复冲洗直至耵聍或异物冲净为止,最后用干棉签拭净外耳道,并检查外耳道有无损伤及鼓膜情况。

2. 鼻骨骨折复位法：用于治疗外伤后单、双侧鼻骨塌陷。

（1）清理鼻腔后,以1%丁卡因+1‰肾上腺素液棉片作鼻腔黏膜表面麻醉10～15 min,年幼患者必要时可全身麻醉。

（2）用鼻骨复位钳或大小适宜的手术刀柄,套上乳胶管或缠紧湿棉片,伸入鼻腔,置于塌陷的鼻骨下方,将鼻骨轻轻地向上、向外用力抬起。同时,另一手的食指和拇指按在鼻梁部协助复位,力求使其与健侧鼻骨对称。若双侧鼻骨塌陷,可两侧鼻腔同时复位。

(3) 注意事项:复位器械伸入鼻腔后,不能超过两眼内眦连线水平,以免损伤筛板。若鼻中隔骨折而脱位,也可用复位钳伸入鼻腔夹住鼻中隔使其复位。

(4) 复位后,用消毒凡士林纱条填塞鼻腔,保留24~48 h,以固定骨折及压迫止血。必要时用鞍状白铝片做夹板,盖于鼻梁上并贴以胶布,以资保护,1周后可取下。

(5) 术后严防触动鼻部及再受撞伤,避免擤鼻,防止皮下气肿。

3. 鼻腔填塞止血法

(1) 可吸收性物填塞法

1) 用淀粉海绵、明胶止血海绵或纤维蛋白绵等,填塞前蘸上凝血酶粉、三七粉或云南白药等止血药粉。

2) 填塞时在出血点附近逐块填入、压紧,必要时辅以小块凡士林油纱条以加大压力。

此法优点:填塞物可吸收,避免因取出填塞物造成鼻黏膜的再出血。

(2) 纱条填塞法

1) 用凡士林油纱条、抗生素油膏纱条、碘仿纱条等。

2) 填塞时将纱条一端双叠约 10 cm,将其折叠端置于鼻腔后上部嵌紧,然后将双叠的纱条分开,短端贴鼻腔上部,长端平贴鼻腔底,形成一向外开放的"口袋"。然后将长端纱条填入"口袋"深处,自上而下、从后向前进行填塞。待纱条紧紧填满鼻腔后,剪去前鼻孔多余纱条。

3) 凡士林油纱条填塞时间一般 1~2 日,如必须延长填塞时间,须辅以抗生素抗感染,一般不宜超过 3 日,否则有引起局部压迫性坏死和感染之虞。抗生素油膏纱条和碘仿纱条填塞则可适当增加留置时间。

4. 扁桃体周围脓肿切开排脓术

(1) 以悬雍垂根部作一假想之水平线,腭舌弓外侧缘之下端做一垂直线,二线交点处为切口点。

(2) 用 2% 丁卡因溶液喷于切口周围。切开时刀尖刺入深度不宜超过 1 cm,以免损伤大血管。

(3) 用止血钳向后方逐层分离,直达脓腔,将切口扩大至脓排尽为止。

二、专科常用治疗方法

(一) 内治法

内治法是中医耳鼻咽喉病主要治法之一。必须在整体观指导下,以四诊八纲为基础,局部与全身辨证相结合,拟定治则,选择治法。

注意:耳鼻咽喉为清空之窍,因外邪侵袭、脏腑功能失调而致的邪毒、痰浊、瘀血、气郁等均可引起空窍闭塞,故常规治法的同时,应同时使用通窍法、化痰法、祛瘀法、开音法、消痈排脓法及疏肝解郁法等以提高临床疗效。

1. 通窍法:以轻清、辛散、芳香、走窜之药,治疗清窍闭塞,促使透邪外出,疏畅气机,清除壅滞,从而达到耳鼻咽喉诸窍通利的目的。

(1) 芳香通窍:选用气味升散的药物,将闭塞的孔窍宣通放开,常用苍耳子、辛夷、菖蒲、川芎等。

(2) 化浊通窍:选用气味芳香,有化湿作用的药物以宣化湿浊,疏通壅滞,起到通窍的作用,常用药如藿香、佩兰、苍术、砂仁等。

(3) 利湿通窍:选用利水渗湿作用的药物,以清热利湿或健脾利湿。常用药车前子、萆薢、茯苓、薏苡仁、泽泻等。

(4) 升阳通窍:选用升清透析通窍的药物以达到补气升阳、祛邪通窍作用。常选用柴胡、升麻、葛根、白术等药。

(5) 理气通窍:选用疏肝理气或行气降气的药物,以调节气机。常选用陈皮、香附、木香、厚朴等药。

(6) 活血通窍:选用祛瘀化滞作用的药物,以疏通清窍。常选用川芎、桃仁、红花、赤芍等药。

2. 祛痰法 *：选用化痰药为主组方，治疗痰浊困结耳鼻咽喉诸窍之证，如耳眩晕、耳胀耳闭、喉痹、乳蛾、喉瘖、痰包及肿瘤等。

温化寒痰药有半夏、天南星、白附子、白芥子等，常与健脾燥湿药配伍，代表方如小半夏汤。

清热化痰药有贝母、瓜蒌仁、前胡、竹茹、天竺黄、猫爪草等，常与养阴清肺药同用，代表方如贝母瓜蒌散；与软坚散结药同用，有清热化痰散结的作用，代表方如消瘰丸。

燥湿化痰药有半夏、天南星等，适用于湿痰之证，代表方如二陈汤。

祛风化痰法适用于风痰之证，代表方如半夏白术天麻汤。

3. 祛瘀法 *：选用通血脉、祛瘀滞药为主组方，适用于血行不畅、气滞血瘀，或痰瘀互结所致的耳鼻咽喉病证，如耳鼻咽喉的外伤及肿瘤、耳鸣耳聋、鼻窒、乳蛾、喉痹、喉瘖等。

常用药：川芎、丹参、泽兰、王不留行、毛冬青、桃仁、红花、郁金、五灵脂等，需根据体质强弱、患病新久、病情轻重缓急选择使用。

活血药与行气药配伍组方以行气活血，消肿散结，代表方如通窍活血汤、会厌逐瘀汤。

因跌仆损伤,或病久入络,瘀血内停,宜活血祛瘀,通经活络,代表方如血府逐瘀汤。

活血祛瘀的同时,应注意正气的盛衰,正气不足宜与补益药同用以顾护正气,代表方如补阳还五汤;对跌打损伤,或因瘀阻脉络所致的鼻衄,则应配合散瘀止血药,如三七、蒲黄、茜草根、花蕊石等。

4. 开音法:开音法是选用利喉开音药以通闭开音,常用药如薄荷、蝉蜕、桔梗、射干、马勃、胖大海、木蝴蝶、郁金、诃子等。

开音法一般在辨证基础上配合主方应用,急慢喉瘖证均有虚、实之分,实证宜配合散邪清热、化痰、活血法;虚证宜配合益气、养阴法。

5. 消痈排脓法:针对耳鼻咽喉各部位的痈疮疖肿的病程、热势、肿痛、酿脓情况等可分别采用清热解毒消痈、散瘀排脓、托毒排脓等法,常选蒲公英、鱼腥草、穿心莲、僵蚕、白芷、皂角刺、金银花等药;常用方剂有仙方活命饮等。

6. 疏肝解郁 *:选择行气、化痰、疏肝解郁之药组方,治疗肝气郁结、气滞痰凝之咽喉病,常用药物如半夏、厚朴、郁金、茯苓、素馨花等,常用方剂如半夏厚朴汤、越鞠丸、逍遥散等。

(二)外治法

1. 耳清洁法:用消毒棉签揩拭耳道或耳郭渗出

或脓液;也可用电动吸引器细管吸出耳道稀脓;脓液较黏稠时,可用生理盐水、3％双氧水或用中药煎水洗涤,多用于脓耳、耳疖、旋耳疮、耳瘘等。

2. 滴耳法:以滴耳液滴入耳内,治疗外耳道耵聍、炎症或脓耳。滴耳方法:取坐位或卧位,患耳朝上,将耳郭向后上方轻轻牵拉,向外耳道内滴入药液3～5滴。然后以手指轻轻按压耳屏数次,促使药液进入中耳腔。5～10 min后再变换体位。

注意:滴耳液温度应与体温接近,以免引起眩晕。

3. 涂敷法*:选用清热解毒、消肿止痛的散剂或膏、糊剂(如黄连解毒膏、金黄油膏、青黛散或紫金锭等),涂敷于局部治疗旋耳疮、耳疖、耳疮等。

4. 滴鼻法:将有收缩血管、滋润黏膜及止血等作用的滴鼻液滴入鼻腔,作用于鼻黏膜发挥其治疗作用。

滴鼻方法:① 仰卧法:仰卧垂头,鼻孔朝天。② 侧卧法:患侧卧位,头下垂。体位选定后,经前鼻孔向鼻腔滴药,每侧3～5滴。

注意:滴鼻液使用后约5～10 min后才能起立。

5. 雾化吸入法:将药液通过超声雾化器或蒸气吸入器以微小雾滴吸入鼻腔及咽喉部,起清热解毒、消肿通窍之效。用于治疗鼻窒、鼻渊、乳蛾、喉痹、喉痈、喉瘖、口疮等病证。

6. 洗鼻法:用接近体温的生理盐水或温开水,或清热解毒排脓的中药液冲洗鼻腔,以清除鼻涕、脓涕、痂皮等。适用于治疗鼻槁、鼻渊、鼻鼽等病证。

方法:以鼻腔冲洗器将药液由一侧鼻孔冲入鼻腔,经另侧鼻孔或口流出,反复多次。一般每日1~2次。

7. 塞鼻法*:用浸有药液的纱条,或凡士林纱条,或用薄绢包药末(如鹅不食草95%、樟脑5%)如枣核大,塞入鼻内以达到治疗的目的。用于治疗鼻衄、鼻塞、嗅觉失灵等。

8. 吹药法:用铜制之"筚拨"或自制麦管(一端剪成斜面)将药粉吹布于咽喉患处或耳内或鼻内以达到清热解毒、消肿止痛、祛腐生肌的疗效。咽喉部常用锡类散、冰硼散、珠黄散等;耳部可用红棉散;鼻部可用鱼脑石散。

注意:药粉需极细(过100目筛);咽喉部吹药时患者需屏气,以免粉末吸入气管发生呛咳。一般每日吹药数次,吹药时用力要轻,撒布要均匀。

耳内吹药需易于溶解之品,事先需清除脓液或残留药物,以免妨碍引流。每次用量不宜多,吹入药粉薄薄一层即可。鼓膜穿孔者忌用本法。

9. 含漱法:用中药煎液漱洗口腔咽喉,达到清热解毒、祛腐止痛、清洁局部的目的。适用于咽喉、口腔疾病和溃疡,亦可用于手术前后清洁口腔。

10. 噙化法：用药丸或片剂含于口内慢慢噙化咽下，使药液较长时间浸润于咽喉口腔患处，达到清热解毒、消肿止痛、生津润燥、益气开音等目的。常用于乳蛾、喉痹、喉痈、口疮、咽喉部肿瘤等。

11. 敷贴法＊：以中药散剂调制成膏状敷贴于局部或穴位处，以达到清热解毒、消肿止痛或引火归原之效。如四黄散、如意金黄散等敷贴于急性咽喉病的颈部红肿疼痛处；或吴茱萸末或附子捣烂敷贴涌泉穴治疗阳虚所致的咽喉病、气不摄血之鼻衄等。

（三）其他疗法

1. 体针＊：选用合适的穴位，用毫针进行针刺，实证热证用泻法，虚证寒证用补法，得气后出针或留针10～20分钟。取穴的原则一般采用局部取穴与辨证循经取穴相结合的方法。

2. 穴位注射＊：穴位注射一般以局部取穴为主，根据注射部位的具体情况和药量不同，选择合适的注射器和针头，常规消毒局部皮肤后，将针头按照毫针刺法的角度和方向的要求，快速刺入皮下或肌层的一定深度，并上下提插，出现针感后，若回抽无血，即将药物注入。通过针刺与药液对穴位的刺激及药理作用，调整机体的功能，从而改善病理状态。

3. 耳针＊：指针刺或用其他方法刺激耳穴以防治疾病的一种方法，具有奏效迅速、操作简便等优点。

4. 灸法*：治疗虚寒性的耳鼻咽喉科疾病如鼻鼽、鼻窒、耳鸣耳聋等，常用艾条悬灸法（温和灸）。

5. 穴位埋线法*：将铬制羊肠线埋植于穴位皮内，利用羊肠线对穴位的持续性刺激作用来治疗疾病。

6. 刺血法*：有活血通经、泄热开窍、消肿止痛的作用。先在针刺部位上下推按，使血液积聚于针刺部位；然后右手持三棱针（拇、食两指捏住针柄，中指指端紧靠针身下端，留出1~2分针尖），对准已消毒部位迅速刺入1~2分深度，立即出针，轻轻挤压针孔周围，使出血数滴，用消毒棉球按压针孔。

7. 咽鼓管自行吹张法*：用于治疗耳胀耳闭。调整好呼吸，闭唇合齿，用拇、食二指捏紧两鼻孔，用力鼓气，使气体经咽鼓管咽口进入中耳内，可闻哄然之声。

8. 鼓膜按摩术：用于治疗耳胀耳闭。用中指插入外耳道口，轻轻按压，一按一放；或中指尖在外耳道轻轻摇动十余次，待外耳道的空气排出后即突然拔出，如此重复多次。也可用两手中指，分别按压耳屏，使其掩盖住外耳道口，一按一放，有节奏地重复数十次。

9. 鸣天鼓：始见于《内功图说·十二段锦总诀》，用于防治耳鸣耳聋。调整好呼吸后，先用两手掌横放扣耳，中指枕后相接，食指翘起放在中指上，然后把食指从中指上用力滑下,重叩脑后枕部,闻宏亮清晰之声,响如击鼓(见图2-1)。

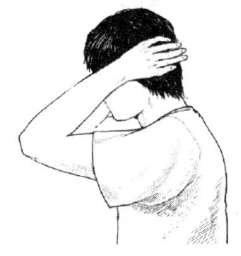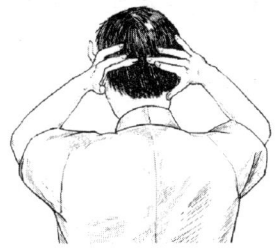

图2-1 鸣天鼓

10. 鼻部按摩法:用于治疗鼻塞、流涕之症,每日3次。① 鼻背按摩:先两手鱼际部搓热,再用食指或中指在迎香穴往返按摩,至有热感为度;然后分别由攒竹向太阳穴推按致局部有热感。② 迎香穴按摩:用食指于迎香穴上点、压、揉、按,以觉鼻内舒适为度。

11. 超短波理疗*:超短波治疗属高频电疗法范畴,用波长1~10 m,频率30~300 MHz的高频振荡电流在人体所产生的电场作用进行治疗。可治疗喉痹、乳蛾、喉瘤、耳疖、耳疮、脓耳等。

12. 冷冻治疗*:冷冻治疗是利用致冷剂产生的低温致局部组织破坏的治疗方法。适应证有:耳郭痰包;鼻衄、鼻窒、鼻鼽;喉痹、乳蛾、咽喉瘤等。

13. 激光治疗*:① CO_2激光:主要用于表面组

织的切割、汽化,可治疗喉痹等。② YAG 激光:可用于内窥镜下治疗鼻窒,也可治疗咽喉瘤等。

14. 射频治疗*:射频是射电频率的简称,系指电磁波的产生、发射、传播和接收的频率。射频治疗是利用频谱范围在 0.5 MHz～100 GHz 之间的电磁波作用于人体组织,产生内生热效应,使组织蛋白凝固、萎缩、脱落或消失,从而达到使增生性病变组织相应缩小或消除的治疗目的。射频治疗在耳鼻咽喉科的适应证有:鼻部疾病,如鼻窒、鼻息肉、鼻衄、鼻鼽、鼻腔血管瘤、鼻前庭赘生物等;咽喉部疾病,如咽喉瘤、乳蛾、喉痹、喉瘖等;耳部疾病,如外耳道新生物或息肉、肉芽、耳瘘、耳郭痰包等。

15. 微波治疗*:微波是一种高频电磁波,医疗应用的电磁波其频率范围一般在 500 kHz～2 500 MHz 之间。微波治疗在耳鼻咽喉科的适应证:鼻鼽、鼻窒、鼻衄、喉痹、乳蛾、喉瘖、咽喉瘤等。

专科实验室检查及辅助检查

1. 纤维(电子)鼻咽喉镜检查：是可弯曲的用于检查鼻咽和喉部的最有效工具,可检查和活检,甚至实施细小病变摘除,通过必要的连接可进行摄像、录像和资料储存。

2. 喉动态镜喉声图检查*：前者通过观察声带运动,用于声带早期病变的诊断等;后者通过对声音信号的分析来判断病理嗓音。

3. 纯音听力测试：为主观测试方法,通过测试骨气导听阈,判断耳聋性质和程度。

4. 声导抗测试*：为客观测试方法,可了解中耳传音功能,辨别耳聋病位和协助面瘫定位诊断。

5. 耳声发射检测*：用于婴幼儿听力筛查。

6. 眼震电图*：用于眩晕的诊断和鉴别诊断。

7. 影像学检查*：X线、CT及MRI。可对耳鼻咽喉各部病变定位和确定病变范围,尤其占位性病变,CT及MRI有各自优势,可选择使用。

中医耳鼻咽喉科

耳 郭 痰 包
（耳郭假性囊肿）

中医的耳郭痰包,与西医之耳郭假性囊肿类似。

以耳郭局限性、无痛性肿胀外耳道弥漫性红肿疼痛为主要特征的炎性疾病。夏秋易发,常见致病菌有金黄色葡萄球菌、链球菌、绿脓杆菌和变形杆菌等,属中医学"耳疮"的范畴。

一、病因病机

本病的主要病机多为风热湿邪,上犯耳窍;或肝胆湿热,上攻耳窍;或血虚化燥,耳窍失养。

二、诊断依据

1. 病史：多有挖耳、污水入耳或耳流脓史。

2. 症状：耳内灼痛有痒,少许流脓。

3. 体征：耳屏压痛和耳郭牵拉痛,外耳道弥漫性红肿,少许分泌物,日久脱屑、增厚或皲裂,耳道狭窄。

三、鉴别诊断

本病需与耳疖、脓耳相鉴别。

四、中医治疗

1. 风热湿邪,上犯耳窍之证,可选用银花解毒汤加减。
2. 肝胆湿热,上攻耳窍之证,可选用龙胆泻肝汤加减。
3. 血虚化燥,耳窍失养之证,可选用地黄饮加减。

五、西医治疗

可选用敏感抗生素抗感染,必要时适当止痛。

六、专科特色疗法

中药(常选用黄连膏等)外敷等。

七、预防与调护

戒挖耳,防污水入耳,保持耳道清洁。

旋 耳 疮
(外耳湿疹)

中医的旋耳疮,与西医之外耳湿疹类似。

以耳部皮肤潮红、瘙痒、黄水淋漓或脱屑、皲裂为主要特征的疾病。小儿多见。

一、病因病机

本病的主要病机多为湿热邪毒积聚耳窍,或阴虚耗伤、耳窍失养血虚生风化燥。

二、诊断依据

1. 病史:多有耳流脓、污水入耳或过敏物刺激史。

2. 症状:外耳道、耳郭及周围皮肤肿痛、瘙痒、灼热或渗液。

3. 体征:耳道口、耳甲腔、耳后沟等处皮肤潮红、糜烂、渗出黄色脂水,干后结痂,皮肤可增厚、粗糙、皲裂,甚或外耳道狭窄。

三、鉴别诊断

本病需与断耳疮、外耳道炎相鉴别。

四、中医治疗

1. 风热湿邪犯耳之证,可选用清风散或龙胆泻肝汤加减。

2. 血虚生风化燥之证,可选用地黄饮加减。

五、西医治疗

可用3%双氧水清洗患处,再涂以复方酮康唑软膏。

六、专科特色疗法

中药(常选用苦参、苍术、黄柏、白鲜皮各15克,或马齿苋、黄柏、败酱草各30克)煎水外洗及湿敷等;或如意金黄散、青黛散、穿粉散外敷。

七、预防与调护

戒挖耳,忌辛辣刺激及鱼虾,忌肥皂水洗患处。

耳 疮
(外耳道炎)

中医的耳疮,与西医之外耳道炎类似。

以外耳道弥漫性红肿疼痛为主要特征的炎性疾病。夏秋易发,常见致病菌有金黄色葡萄球菌、链球菌、绿脓杆菌和变形杆菌等。

一、病因病机

本病的主要病机多为风热湿邪,上犯耳窍;或肝胆湿热,上攻耳窍;或血虚化燥,耳窍失养。

二、诊断依据

1. 病史:多有挖耳、污水入耳或耳流脓史。

2. 症状：耳内灼痛有痒，少许流脓。

3. 体征：耳屏压痛和耳郭牵拉痛，外耳道弥漫性红肿，少许分泌物，日久脱屑、增厚或皲裂，耳道狭窄。

三、鉴别诊断

本病需与耳疖、脓耳相鉴别。

四、中医治疗

1. 风热湿邪，上犯耳窍之证，可选用银花解毒汤加减。

2. 肝胆湿热，上攻耳窍之证，可选用龙胆泻肝汤加减。

3. 血虚化燥，耳窍失养之证，可选用地黄饮加减。

五、西医治疗

可选用敏感抗生素抗感染，必要时适当止痛。

六、专科特色疗法

中药（常选用黄连膏等）外敷等。

七、预防与调护

戒挖耳，防污水入耳，保持耳道清洁。

外耳道疖
（耳疖）*

中医的耳疖,与西医之外耳道疖类似。

以耳痛、外耳道局部红肿突起如椒目为特征的外耳道化脓性炎症。常见致病菌有金黄色葡萄球菌、链球菌、绿脓杆菌和变形杆菌等。

一、病因病机

本病的主要病机多为风热邪毒外侵,阻滞耳窍经络;或肝胆湿热上蒸,壅遏经脉。

二、诊断依据

1. **病史**：多有挖耳史。
2. **症状**：耳痛剧烈,影响张口咀嚼,发热头痛。
3. **体征**：耳郭牵拉痛和耳屏压痛,外耳道局部红肿,突起如椒目,溃后痛减有脓血。
4. **辅助检查**：血常规检查见白细胞总数升高,中性粒细胞增多。

三、鉴别诊断

本病需与外耳道耵聍塞、耳疮相鉴别。

四、中医治疗

1. 风热邪毒外侵,阻滞耳窍经络之证,可选用五味消毒饮合银翘散加减。
2. 肝胆湿热上蒸,壅遏经脉之证,可选用龙胆泻肝汤或仙方活命饮加减。

五、西医治疗

选用抗生素抗感染;红外线、微波理疗;切开排脓。

六、专科特色疗法

中药(常选用六神丸碾碎醋调)外敷等。

七、预防与调护

戒挖耳,防污水入耳,保持耳道清洁。

耳闭、耳胀

(分泌性中耳炎)*

中医的耳闭、耳胀,与西医之分泌性中耳炎类似。

以耳闷胀、鼓室积液为主要特征的中耳非化脓性炎性疾病。多发于小儿,冬春易发,与咽鼓管功能障碍、细菌或病毒感染、免疫反应等有关。

一、病因病机

多为风邪侵袭,经气闭塞;或邪毒久滞,脏腑失调,多虚实夹杂。

二、诊断依据

1. 病史:多有感冒病史。

2. 症状:耳内胀闷堵塞感,听力减退但自听增强,耳鸣。

3. 体征:鼓膜充血、内陷,或淡黄、橙红、琥珀色及液平等鼓室积液征象,日久鼓膜增厚、浑浊有钙斑,内陷显著者与内壁粘连。

4. 辅助检查:听力多呈传导性聋,鼓室导抗图呈"B型"或"C型";鼓膜穿刺积液可确诊;CT检查可见鼓室、鼓窦、乳突区密度增高影。

三、鉴别诊断

本病需与外耳道耵聍塞、突发性耳聋相鉴别。

四、中医治疗

1. 风邪外袭闭耳之证,可选用杏苏饮加减。
2. 气滞湿困阻耳之证,可选用四逆散合排气饮加减。

3. 脾虚痰湿壅耳之证,可选用参苓白术散加减。

4. 痰瘀互结滞耳之证,可选用通气散加减。

五、西医治疗

可适当选用抗生素、抗组胺药、激素等;另有鼻腔血管收缩剂、咽鼓管吹张和鼓膜穿刺等。鼻—鼻窦和鼻咽疾病需积极治疗。

六、专科特色疗法

鼓膜按摩、穴位(常选用翳风穴)注射等。

七、预防与调护

强身健体,鼻—鼻咽疾病,不可用力擤鼻;既病早治。

脓 耳
(急性中耳炎)

中医的脓耳,与西医之急性中耳炎类似。

细菌感染所致的中耳黏膜及骨膜的急性化脓性炎症。可由鼓室延及鼓窦乳突,好发于婴幼儿及学龄前儿童,冬春季节多见,常继发于上呼吸道感染。属于中医学的"脓耳"。

一、病因病机

寒热风邪上犯,或肝胆热毒,循经结聚于耳窍,化腐成脓。

二、诊断依据

1. 病史:多有外感病史或鼓膜外伤史。

2. 症状:耳痛、听力下降或耳流脓,全身可有发热、恶风寒、头痛等,小儿症状显著。

3. 体征:鼓膜充血肿胀、膨出、标志不清,或见鼓膜穿孔及耳道积脓,鼓窦区红肿压痛。

4. 辅助检查:多为传导性耳聋,血常规检查见白细胞总数升高,中性粒细胞增多;脓液涂片可查见相应致病菌;CT 检查可见鼓室、鼓窦、乳突区密度增高影。

三、鉴别诊断

本病需与外耳道炎、外耳道湿疹、大泡性鼓膜炎相鉴别。

四、中医治疗

1. 风热犯耳之证,可选方蔓荆子散合五味消毒饮加减。

2. 湿热羁耳之证,可选方龙胆泻肝汤加减。

五、西医治疗

积极控制感染,恢复听觉功能为治疗原则。选择敏感抗生素,疗程要够长。穿孔前1%麻黄素滴鼻、2%石炭酸甘油滴耳,穿孔后3%双氧水洗耳后氧氟沙星等抗生素液滴耳。

六、专科特色疗法

中药(常选用板蓝根、败酱草、金银花等)洗耳。

七、预防与调护

防治上呼吸道感染,慎挖耳,防止污水入耳,哺乳姿势要得当。

脓　　耳
(慢性中耳炎)

中医的脓耳,与西医之慢性中耳炎类似。

中耳黏膜、骨膜或骨质的慢性化脓性炎症。多急性演变而来,致病菌以革兰阴性菌如变形杆菌、绿脓杆菌、大肠杆菌为多,金黄色葡萄球菌亦不少见。分单纯型、骨疡型和胆脂瘤型。属中医学"慢性脓耳"的范畴。

一、病因病机

脾虚湿困,滞留耳窍;或肾元虚损,耳窍失养,邪毒停滞,生腐蚀骨。

二、诊断依据

1. 病史:有反复耳流脓史。

2. 三型症状、体征及辅助检查见表2-1。

表2-1 三型脓耳的特点

分 型	流 脓	鼓膜穿孔	鼓室及内容	耳 聋	影像学
单纯型	间歇黏液脓	紧张部中央性	红肿	轻传音性	硬化型乳突
骨疡型	持续黏臭脓	大或边缘性	息肉或肉芽	重传音性	软组织影及骨破坏
胆脂瘤型	持续奇臭脓	松弛部、后上方	白色豆渣样	混合性	骨破坏边缘整齐

三、鉴别诊断

本病需与耳疮、中耳癌、中耳结核相鉴别。

四、中医治疗

1. 湿热蕴耳之证,可选用萆薢胜湿汤加减。

2. 湿困耳窍之证,可选用托里消毒散加减。

3. 肾虚骨腐之证,可选用知柏地黄丸或肾气丸加减。

五、西医治疗

局部3%双氧水清洗后用抗生素液或加激素滴耳,亦可用4%硼酸酒精等。引流不畅的骨疡型和胆脂瘤型需手术。恢复听力有鼓室成形术等。

六、专科特色疗法

中药(常选用板蓝根、败酱草、金银花等)洗耳。

七、预防与调护

防止污水入耳,顺应气候变化,防止上呼吸道感染。

耳 鸣 耳 聋

(感音神经性耳聋)*

中医的耳鸣耳聋,与西医之感音神经性耳聋类似。

耳鸣指患者自觉耳中鸣响耳周围环境中并无相应的声源,耳聋指不同程度的听力减退。可单耳或双耳发病。

一、病因病机

实证多为外邪或脏腑实火上扰耳窍,亦或瘀血、痰饮蒙蔽清窍;虚者多为脏腑虚损、清窍失养。

二、诊断依据

1. 病史：可有耳外伤史、噪声接触史和耳毒性药物应用史等。

2. 症状：单耳或双耳耳鸣或耳聋,有的患者同时有耳鸣耳聋,音调和程度不一。

3. 体征：鼓膜、影像学检查多无异常,听力学测试呈感音神经性耳聋。

三、鉴别诊断

本病需与由颅鸣、脑鸣及中耳炎、突聋引起的耳鸣耳聋相鉴别。

四、中医治疗

1. 风热侵袭之证,可选用银翘散加减。
2. 肝火上扰之证,可选用龙胆泻肝汤加减。
3. 痰火郁结之证,可选用清气化痰丸加减。
4. 气滞血瘀之证,可选用通窍活血汤加减。
5. 肾精亏损之证,可选用耳聋左慈丸、杞菊地黄丸、左归丸、右归丸或肾气丸加减。
6. 气血亏虚之证,可选用归脾汤或益气聪明汤加减。

五、西医治疗

寻找病因,积极治疗原发病。内耳循环障碍性病变,可选用抗凝、扩血管、营养神经、高压氧等治疗。

六、专科特色疗法

有针刺、五音疗法、"鸣天鼓"法等。

七、预防与调护

避免噪声和耳毒性药物,饮食有节,起居有常。

耳 眩 晕

(梅尼埃病)*

中医的耳眩晕,与西医之梅尼埃病、良性阵发性位置性眩晕和前庭神经元炎等类似。

耳眩晕是由耳窍病变引起的以头晕目眩、如坐舟车、天旋地转为主要特征的疾病。可单耳或双耳发病。西医学梅尼埃病、良性阵发性位置性眩晕和前庭神经元炎等属于此类。

一、病因病机

实证多为外邪、痰浊、肝阳、寒水等上扰耳窍;虚证多为肾脾虚损、髓海不足、上气不足等。

二、诊断依据

1. 病史：多有反复发作,可有耳毒性药物或感冒史。

2. 症状：眩晕突然发作,自觉天旋地转,身体向一侧倾倒,站立不稳,体位变动或睁眼时加重,可伴有恶心、呕吐、出汗、心悸、面色苍白、出冷汗及耳鸣耳聋等,但神志清楚。

3. 体征：鼓膜正常,可有眼震,波动性感音神经性聋,前庭功能亢进、减退或消失。

三、鉴别诊断

本病需与中枢性眩晕、头昏相鉴别。

四、中医治疗

1. 风热邪外袭之证,可选用桑菊饮加减。
2. 痰浊中阻之证,可选用半夏白术天麻汤或泽泻汤加减。
3. 肝阳上扰之证,可选用天麻钩藤饮或龙胆泻肝汤加减。
4. 寒水上犯之证,可选用真武汤加减。
5. 髓海不足之证,可选用杞菊地黄丸加减。
6. 上气不足之证,可选用归脾汤加减。

五、西医治疗

可选用脱水剂、抗组胺药、镇静剂或自主神经调节药物,另有内淋巴囊手术、前庭神经切断术、迷路切除术等。

六、专科特色疗法

穴位(常选用翳风穴等)注射。

七、预防与调护

既病勿惧,发作期卧床休息,饮食少盐,戒烟酒咖啡等。

耳 面 瘫

(周围性面瘫)*

中医的耳面瘫,与西医之周围性面瘫类似。

指因耳部脉络痹阻所致的口眼㖞斜为主要特征的疾病。好发于成人,单侧多见。

一、病因病机

多因正气不足,脉络空虚,风邪乘虚入中脉络,气血痹阻,筋脉迟缓为病。

二、诊断依据

1. 病史：可无诱因,或有面部受风史。

2. 症状：单侧突发面瘫,额驰睛露,额部皱纹消失,鼻唇沟变浅,口角歪斜向健侧,口涎外溢。

3. 体征及辅助检查：镫骨肌反射、味觉试验及流泪试验可异常,肌电图、神经电图和神经兴奋性试验异常。

三、鉴别诊断

本病需与中枢性面瘫相鉴别。

四、中医治疗

1. 风邪阻络之证,可选用牵正散、银翘散等加减。
2. 气虚血瘀之证,可选用补阳还五汤加减。

五、西医治疗

药物治疗可选用糖皮质激素、血管扩张剂、B族维生素、能量合剂等,物理治疗选用红外线、按摩、针灸等,保守治疗无效可考虑面神经减压术。

六、专科特色疗法

针灸(常选用颊车、风池、翳风、阳白、地仓、合谷等)、穴位(常选用翳风)注射等。

七、预防与调护

护眼,按摩防止肌萎缩。

伤 风 鼻 塞
(急性鼻炎)

中医的伤风鼻塞,与西医之急性鼻炎类似。

病毒感染所致的的鼻腔黏膜急性炎性疾病。多见于冬春季节,俗称"伤风""感冒"。

一、病因病机

多因气候变化,或生活起居不慎及过劳,寒热风邪侵袭鼻窍。

二、诊断依据

1. 病史:多有受凉或疲劳史。

2. 症状:鼻塞、喷嚏、多涕、恶寒、发热、全身不适等。

3. 体征:鼻黏膜充血、肿胀、清涕(或黏脓涕)。

三、鉴别诊断

本病需与流行性感冒、过敏性鼻炎、急性传染病相鉴别。

四、中医治疗

1. 风寒证,可选方辛夷散加减。
2. 风热证,可选方银翘散加减。

五、西医治疗

解热镇痛药可选康泰克、复方阿司匹林等;抗病毒药可选吗啉呱,合并感染加用抗生素;对症用药可用呋麻滴鼻液缓解鼻塞。

六、专科特色疗法

中药(常选用苍耳子、辛夷、白芷、细辛等煎水)蒸气熏鼻或超声雾化吸入。

七、预防与调护

多锻炼、多饮水,清淡饮食,通风透气。

鼻 窒
(慢性鼻炎)

中医的鼻窒,与西医之慢性鼻炎类似。

多种因素导致的鼻黏膜及黏膜下组织的慢性炎性疾

病。分单纯性及肥厚性两型。

一、病因病机

多因正气虚弱,感冒频发,余邪未清;或邻近病灶波及鼻窍;或鼻用血管收缩剂过多。病机多与肺、脾功能失调及气滞血瘀有关。

二、诊断依据

见表 2-2。

表 2-2 不同类型鼻窒的诊断依据

分型	鼻塞	鼻涕	下甲黏膜	1%麻黄素收缩
单纯型	间歇或交替	黏性	暗红湿软	敏感
肥厚型	持续性	黏稠性	肥厚硬实	不敏感

三、鉴别诊断

本病需与鼻渊、鼻息肉、鼻—鼻窦肿瘤相鉴别。

四、中医治疗

1. 肺经郁热之证,可选用升麻解毒汤加减。
2. 肺脾气虚之证,可选用温肺汤加减。
3. 邪毒久留之证,可选用当归芍药汤加减

五、西医治疗

鼻用糖皮质激素、血管收缩剂,下鼻甲注射、等离子消融、骨折移位和部分切除术等。

六、专科特色疗法

中药(常选用苍耳子、辛夷、白芷、细辛等煎水)蒸气熏鼻或超声雾化吸入。

七、预防与调护

强身健体,戒烟酒,慎用鼻腔血管收缩剂。

鼻槁
(萎缩性鼻炎)

中医的鼻槁,与西医之萎缩性鼻炎类似。

是以鼻内干燥、黏膜萎缩、鼻腔宽大、大量干痂形成为特征的慢性鼻病。

一、病因病机

多因燥邪、阴虚或气虚津伤,鼻窍失养所致。

二、诊断依据

1. 病史: 慢性鼻病、传染病史,有害粉尘或气体长期刺激史。

2. 症状：鼻塞、鼻干、涕血、鼻内腥臭、嗅觉减退或丧失。

3. 体征：鼻黏膜干燥、萎缩，鼻腔宽大，大量脓痂。

三、鉴别诊断

本病需与鼻窒、干燥性鼻炎、鼻—鼻窦肿瘤相鉴别。

四、中医治疗

1. 燥邪犯肺之证，可选用清燥救肺汤加减。
2. 肺肾阴虚之证，可选用百合固金汤加减。
3. 脾气虚弱之证，可选用补中益气汤加减

五、西医治疗

口服维生素、微量元素，鼻腔冲洗，滴鼻药（如复方樟脑薄荷油、石蜡油等）及手术治疗等。

六、专科特色疗法

可选用鱼腥草注射液蒸气熏鼻或超声雾化吸入。

七、预防与调护

洗鼻清痂，戒烟酒辛辣，禁用鼻腔血管收缩剂。

鼻鼽
（过敏性鼻炎）

中医的鼻鼽,与西医之过敏性鼻炎类似。

鼻黏膜的Ⅰ型(速发型)变态反应性疾病。有常年性和季节性两类,多发于青壮年和儿童。

一、病因病机

多因脏腑虚损,正气不足,腠理疏松,卫表不固,风寒或异气侵袭,邪束皮毛,阳气上喷为嚏。

二、诊断依据

1. 病史：可有过敏史或家族史。

2. 症状：反复发作的喷嚏、大量清水样鼻涕、鼻塞、鼻痒、嗅觉减退等。

3. 体征：下鼻甲黏膜苍白、水肿,或淡白,灰白或呈浅蓝色。分泌物清稀,病久黏膜可息肉样变或形成息肉。

4. 辅助检查：鼻腔分泌物嗜酸性粒细胞计数,血清 IgE 测试,皮肤过敏原点刺试验等可助诊断。

三、鉴别诊断

本病需与伤风感冒、流行性感冒相鉴别。

四、中医治疗

1. 肺虚不固、鼻窍受寒之证,可选用玉屏风散合苍耳子散加减。

2. 肺脾气虚、鼻窍失养之证,可选用补中益气汤加减。

3. 肾阳亏虚、鼻窍失温之证,可选用金匮肾气丸或右归丸加减。

五、西医治疗

首选药物治疗,包括抗组胺药、鼻喷激素药等。另有肥大细胞稳定剂、减充血剂、特异性脱敏免疫疗法等,避免与变应原接触对治疗也很有帮助。

六、专科特色疗法

穴位(常选用大椎、肾俞、肺俞、命门等)敷贴或注射,中药(常选用苍耳子、辛夷、白芷、细辛等煎水)吹鼻或滴鼻。

七、预防与调护

尽量避免接触过敏原及食用鱼虾等。

急 鼻 渊
（急性鼻窦炎）

中医的急鼻渊,与西医之急性鼻窦炎类似。

鼻窦黏膜的急性化脓性炎症。常继发于急性鼻炎后及全身抵抗力下降的情况,致病菌有肺炎双球菌、链球菌、葡萄球菌、大肠杆菌、变形杆菌、流感杆菌及厌氧菌等。

一、病因病机

实证多因外邪侵袭,犯肺、脾胃、胆而病;虚证多因肺脾气虚,邪留鼻窍致病。

二、诊断依据

1. 病史：多有伤风感冒病史。

2. 症状：患侧持续性鼻塞,多脓涕,头痛和鼻窦局部疼痛,发热,全身不适等。

3. 体征：鼻窦部位相应皮肤红肿、压痛和叩痛;鼻甲充血肿胀,鼻道有大量黏脓或脓涕。

4. 辅助检查：血常规检查呈白细胞总数升高,中性粒细胞比例增高;CT检查可见病变鼻窦密度增高影。

三、鉴别诊断

本病应与鼻窒、鼻菌相鉴别。

四、中医治疗

1. 风热犯窦之证,可选用银翘散合苍耳子散加减。
2. 胃热熏窦之证,可选用凉膈散加减。
3. 湿热蒸窦之证,可选用龙胆泻肝汤加减。

五、西医治疗

选用敏感抗生素(青霉素、红霉素、磺胺类药等)治疗,另有鼻腔血管收缩剂、理疗、上颌窦穿刺及手术等。

六、专科特色疗法

中药(常选用苍耳子、辛夷、白芷、细辛等煎水)熏鼻、滴鼻,鼻窦穿刺冲洗或置换等。

七、预防与调护

健身,戒烟酒,及时治疗感冒,勿用力擤鼻等。

慢 鼻 渊
(慢性鼻窦炎)

中医的慢鼻渊,与西医之慢性鼻窦炎类似。

鼻窦黏膜的慢性化脓性感染。多为急性迁延而来,可单侧或双侧单窦或多窦发病。

一、病因病机

实证多因外邪侵袭,犯肺、脾胃、胆而病;虚证多因肺脾气虚,邪留鼻窍致病。

二、诊断依据

1. 病史：有伤风鼻塞病史。

2. 症状：以多脓涕、鼻塞、头痛、嗅觉障碍为主,可有困倦不振,失眠健忘等症。

3. 体征：鼻甲肿胀、息变,鼻道有脓、息肉等。

4. 辅助检查：CT 检查可见病变鼻窦密度增高,穿刺冲洗对上颌窦炎诊治更有价值。

三、鉴别诊断

本病需与鼻炎、鼻息肉相鉴别。

四、中医治疗

1. 胆腑郁热、上犯窦窍之证,可选用龙胆泻肝汤加味。

2. 气虚邪恋、留滞窦窍之证,可选用参苓白术散合温肺止流丹加减。

3. 肾虚寒凝、困结窦窍之证,可选用麻黄附子细辛汤合桂附八味丸加减。

五、西医治疗

可选用抗生素、鼻喷激素、鼻腔血管收缩剂、黏液促排剂等药物治疗,亦可选用理疗、上颌窦穿刺冲洗。保守治疗无效时可行内镜鼻窦手术。

六、专科特色疗法

中药(常选用苍耳子、辛夷、白芷、细辛等煎水)熏鼻、滴鼻,鼻窦穿刺冲洗或置换等。

七、预防与调护

及时治疗,避免急性转为慢性。顺应气候变化,适当运动。

鼻 疔

(鼻疖)

中医的鼻疔,与西医之鼻疖类似。

是发生在鼻尖、鼻翼及鼻前庭部位的化脓性感染,以局部红肿疼痛、皮肤粟粒样突起及脓点为特征。

一、病因病机

多为实证、热证,有邪毒外袭、火热上攻和火毒炽盛、内陷营血之分。

二、诊断依据

1. 病史:多有挖鼻或拔鼻毛史;
2. 症状:鼻部疼痛或跳痛,发热、头痛、周身不适等;
3. 体征:鼻前庭或鼻尖皮肤红肿、发硬、粟粒样突起处可见黄白色脓点;
4. 辅助检查:血常规检查可见白细胞总数升高,中性粒细胞增多。

三、鉴别诊断

本病需与鼻疖相鉴别。

四、中医治疗

1. 邪毒外袭、火热上攻之证,可选五味消毒饮或黄连解毒汤加减。
2. 火毒炽盛、内陷营血之证,可选用黄连解毒汤合犀角地黄汤加减。

五、西医治疗

应用抗生素抗感染,有脓形成切开引流。

六、专科特色疗法

中药(常选用六神丸等碾碎醋调)外敷等。

七、预防与调护

不挖鼻,疖肿勿随意挤压,多休息,多饮水、多食蔬菜、水果。

鼻 疳
(鼻前庭湿疹)*

中医的鼻疳,与西医之鼻前庭湿疹类似。

是指鼻前庭及周围皮肤红肿、糜烂、渗液、结痂为主要特征的疾病。

一、病因病机

或为肺经蕴热、邪毒外袭,或为脾胃失调、湿热郁蒸,或为阴虚血燥、鼻窍失养。

二、诊断依据

1. 病史:可有过敏、挖鼻或长期流涕病史。

2. 症状： 鼻孔、上唇灼热疼痛、瘙痒反复。

3. 体征： 鼻前庭及周围皮肤红肿、糜烂、渗液、结痂或皲裂等。

三、鉴别诊断

本病与鼻疔相鉴别。

四、中医治疗

1. 肺经蕴热，邪毒外袭之证，可选方黄芩汤加减。
2. 脾胃失调，湿热郁蒸之证，可选方萆薢渗湿汤加减。
3. 阴虚血燥，鼻窍失养之证，可选方四物消风饮加减。

五、西医治疗

抗过敏药、维生素、激素等，继发感染应用抗生素；局部3%双氧水清洗，氧化锌软膏、或可的松抗生素软膏涂擦。

六、专科特色疗法

中药（常选用苦参、野菊花等）清洗、外敷等。

七、预防与调护

戒挖鼻和拔鼻毛，忌食辛辣，积极治疗鼻病。

鼻　衄
（鼻出血）*

中医的鼻衄，与西医之鼻出血类似。

是由鼻部损伤或脏腑功能失调引起的鼻腔出血之症。

一、病因病机

实证多因火热气逆、迫血妄行；虚证多因阴虚火旺或气不摄血。

二、诊断依据

1. 病史：可有鼻外伤、肿瘤或全身系统性疾病史。

2. 症状：鼻出血，单侧或双侧，量多或量少，色红或暗，大量出血可发生休克，长期反复可有贫血。

3. 体征：可见出血点或鼻、鼻窦肿物，结构异常等。

三、鉴别诊断

本病需与咯血、吐血相鉴别。

四、中医治疗

1. 肺经风热之证，可选桑菊饮加减。

2. 胃热炽盛之证,可选方凉膈散加减。
3. 肝火上逆之证,可选龙胆泻肝汤加减。
4. 心火亢盛之证,可选泻心汤加减。
5. 肝肾阴虚之证,可选知柏地黄丸加减。
6. 脾不统血之证,可选归脾汤加减。

五、西医治疗

压迫、滴鼻、烧灼或鼻腔填塞等止血方法,以及止血、休克或贫血的治疗。

六、专科特色疗法

中药(常选用三七粉等)吹鼻。

七、预防与调护

镇静,坐位,少动多息,清淡饮食,通便。

急 喉 痹
(急性咽炎)

中医的急喉痹,与西医之急性咽炎类似。

是由病毒或/和细菌感染引起的咽部黏膜、黏膜下组织的急性炎症,常累及咽部淋巴组织,局限或弥漫。秋冬及冬夏之交多发。

一、病因病机

外邪侵袭,上犯咽喉;或肺胃热攻咽喉。

二、诊断依据

1. 病史:多有外感病史。

2. 症状:初起咽干灼热,继而咽痛也可及耳,可伴发热,乏力,四肢酸痛等。

3. 体征:咽部黏膜弥漫性充血、肿胀,悬雍垂及软腭水肿,咽后壁滤泡及咽侧索红肿、渗出,颌下淋巴结可肿大、压痛。

4. 辅助检查:血常规检查白细胞总数升高,中性粒细胞增多;咽部分泌物涂片可查见相应致病菌。

三、鉴别诊断

本病需与麻疹、猩红热、乳蛾等相鉴别。

四、中医治疗

1. 外邪侵袭,上犯咽窍之证,风寒者选方六味汤。
2. 外邪侵袭,上犯咽窍之证,风热者选方疏风清热汤。
3. 肺胃热盛,上攻咽窍之证,可选方清咽利膈汤加减。

五、西医治疗

应用抗生素或抗病毒药;局部含漱或含药,亦可蒸气或雾化吸入。

六、专科特色疗法

中药(常选用薄荷、桔梗、板蓝根、金银花等)雾化吸入及含漱。

七、预防与调护

健身,戒烟酒,保暖防寒,积极治疗鼻病和牙病。

慢喉痹
(慢性咽炎)

中医的慢喉痹,与西医之慢性咽炎类似。

咽部黏膜、黏膜下及淋巴组织的慢性弥漫性炎症。成人多见,症状顽固,反复发作,不易治愈。

一、病因病机

或肺肾阴虚,虚火上炎;或脾胃虚弱,咽喉失养;或脾肾阳虚,咽失温煦;或痰凝血瘀,结聚咽喉。

二、诊断依据

1. 病史： 咽痛反复发作史。

2. 症状： 咽部异物感，干燥、灼热、发痒、微痛，刺激性干咳，痰黏清嗓等。

3. 体征： 咽黏膜弥漫性充血，血管扩张，淋巴滤泡增生肥厚，咽侧索肿胀增厚，咽后壁黏稠分泌物附着等。

三、鉴别诊断

本病应与乳蛾、扁桃体角化症、茎突过长症等相鉴别。

四、中医治疗

1. 肺肾阴虚，虚火上炎之证，可选用养阴清肺汤。
2. 脾胃虚弱，咽失濡养之证，可选用补中益气汤加减。

五、西医治疗

有药物含片、漱口液等，亦可选用雾化、微波、激光等方法。

六、专科特色疗法

咽后壁烙治法，导引（如吞金津、玉液）等。

七、预防与调护

健身,戒烟酒,保暖防寒,积极治疗鼻病和牙病。

急 乳 蛾
(急性扁桃体炎)

中医的急乳蛾,与西医之急性扁桃体炎类似。

腭扁桃体的急性非特异性炎症。是常见咽部疾病,多见于儿童和青年,春秋易发,有传染性。致病菌主要是乙型溶血性链球菌,其次是非溶血性链球菌、葡萄球菌、肺炎双球菌、流感杆菌及腺病毒或鼻病毒。

一、病因病机

风热之邪乘虚外袭,火热邪毒搏结喉核。

二、诊断依据

1. **病史**:有受凉、疲劳、外感病史。

2. **症状**:发热,咽痛,甚者痛及耳部,吞咽困难,乏力,周身不适等。

3. **体征**:扁桃体及腭弓黏膜充血肿胀,或扁桃体表面有黄白色渗出物,可连成片状。颌下淋巴结可有肿大,压痛。

4. 辅助检查:血常规检查白细胞总数升高,中性粒细胞增多;咽部分泌物涂片可查见相应致病菌。

三、鉴别诊断

本病需与喉痹、喉痈等相鉴别。

四、中医治疗

1. 风热袭咽之证,可选用疏风清热汤加减。
2. 胃热熏咽之证,可选清咽利膈汤加减。

五、西医治疗

首选青霉素类,或其他广谱抗生素,酌加激素。亦可选用含漱药或含片。反复发作病例,择期手术切除扁桃体。

六、专科特色疗法

中药(常选用薄荷、桔梗、板蓝根、金银花等)含漱、雾化等。

七、预防与调护

健体强身,饮食有节,少食辛辣之品。

慢乳蛾
(慢性扁桃体炎)

中医的慢乳蛾,与西医之慢性扁桃体炎类似。

多因扁桃体炎反复急性发作或隐窝引流不畅所致。

一、病因病机

久病体弱,脏腑失养,邪毒久滞喉核。

二、诊断依据

1. 病史:有咽痛反复发作史。

2. 症状:平素咽干痒不适,异物感,或刺激性咳嗽,口臭等,过度肥大可有打鼾和言语含糊,亦可有消化不良、头痛乏力、低热等。

3. 体征:扁桃体可大可小、舌腭弓暗红色充血,隐窝口挤压有干酪样物溢出;颌下淋巴结可肿大。

三、鉴别诊断

本病应与扁桃体角化症、扁桃体肿瘤等相鉴别。

四、中医治疗

1. 肺肾阴虚,火炎喉核之证,可选方百合固金汤或知柏地黄汤。
2. 脾胃虚弱,喉核失养之证,可选方六君子汤加减。
3. 痰瘀互结,凝聚喉核之证,可选方会厌逐瘀汤合二陈汤加减。

五、西医治疗

有免疫疗法和手术切除扁桃体等,亦可激光、微波、射频治疗。

六、专科特色疗法

扁桃体表面烙治法或啄治法等。

七、预防与调护

注意卫生,节食勿劳。

梅 核 气
（咽部神经官能症）

中医的梅核气,与西医之咽部神经官能症类似。

是以咽部异物感如梅核梗阻,咯之不出,咽之不下为特征的疾病。多见于中年女性。

一、病因病机

初病以肝郁气滞为主;久病则肝脾不和,痰气或痰瘀互结。

二、诊断依据

1. 病史:可无明确病史。

2. 症状:情志不舒、心情郁闷时咽部异物感如梅核梗阻,咯之不出,咽之不下,不痛不痒,不碍饮食呼吸。

3. 体征:咽喉、食管各部正常。

三、鉴别诊断

本病应与喉痹、乳蛾、咽喉和食管肿瘤等相鉴别。

四、中医治疗

1. 肝郁气滞之证,可选方逍遥散加减。
2. 痰气互结之证,可选方半夏厚朴汤或桃红四物汤合二陈汤加减。

五、西医治疗

心理疏导、暗示咽部注射疗法等。

六、专科特色疗法

穴位(常选用天突、人迎、合谷等)注射、耳穴贴压等。

七、预防与调护

戒烟酒,乐观向上,耐心解释,心理疏导。

急 喉 瘖
（急性喉炎）

中医的急喉瘖,与西医之急性喉炎类似。

是由细菌或病毒感染或用声不当引起的喉黏膜的急性弥漫性炎症。好发于冬春季,儿童易致喉阻塞。

一、病因病机

寒热风邪或痰热犯肺,肺气失宣,邪滞喉窍,声门开合不利而瘖。

二、诊断依据

1. 病史：多有受凉感冒史。

2. 症状：声嘶或失音，咳嗽咳痰，喉痛，儿童可出现发热、畏寒及呼吸困难等。

3. 体征：喉黏膜弥漫性充血肿胀，以声带为显著。

4. 辅助检查：血常规检查白细胞总数升高，中性粒细胞增多。

三、鉴别诊断

本病需与喉结核、喉菌、喉瘤等相鉴别。

四、中医治疗

1. 风寒袭肺、喉窍不利之证，可选方六味汤加减。
2. 风热犯肺、邪壅喉窍之证，可选方疏风清热汤加减。
3. 喉窍受损之证，可选方桃红四物汤加减。

五、西医治疗

抗炎消肿为治疗原则。可予抗生素和糖皮质激素，禁声，喉部雾化吸入。

六、专科特色疗法

中药（常选用薄荷、桔梗、板蓝根、金银花等）雾化吸入等。

七、预防与调护

禁声,戒烟酒粉尘及辛辣之品,强体勿劳。积极治疗上呼吸道疾病。

慢 喉 瘖
(慢性喉炎)

中医的慢喉瘖,与西医之慢性喉炎类似。

喉黏膜的非特异性慢性炎症。与不良刺激或急性迁延有关,成人及职业用嗓者多发。

一、病因病机

多因脏腑虚损,喉窍失养,声户开合不利。

二、诊断依据

1. 病史:可有用声过度史,或声音嘶哑反复发作史;

2. 症状:声音低沉或嘶哑,讲话费力,喜吭咯清痰及喉部干燥灼痛等;

3. 体征:喉部黏膜弥漫性充血、肿胀、肥厚及黏液附着等,声带或关闭不良。

三、鉴别诊断

本病应与喉癌、喉结核、声带麻痹等证相鉴别。

四、中医治疗

1. 阴虚喉窍失濡之证,可选百合固金汤加减。
2. 气虚喉窍失养之证,可选用补中益气汤加减。
3. 血瘀痰凝喉窍之证,可选用会厌逐瘀汤加减。

五、西医治疗

目前尚无理想方法,可选用含片,急性发作用抗生素及激素。

六、专科特色疗法

穴位(常选用人迎、天突等)注射,中药(常选用薄荷、桔梗、木蝴蝶、麦门冬、玄参等)雾化吸入。

七、预防与调护

注意声带休息,避免刺激性食物,戒烟酒。

喉　痈
(咽部脓肿)

中医的喉痈,与西医之咽部脓肿类似。

发生在咽部及其邻近颈部筋膜间隙的化脓性感染性疾病。多发于青壮年,常见致病菌有金黄色葡萄球菌、厌氧菌等。

一、病因病机

多因脏腑蕴热,复感风热邪毒,或异物、创伤染毒,内外热毒搏结咽喉,灼腐血肉为脓,毒聚成痈。

二、诊断依据

1. 病史：多有上呼吸道感染史。

2. 症状：咽痛,吞咽痛和吞咽困难,口涎外溢,言语含糊,张口受限等。

3. 体征：扁桃体周围红肿,软腭膨隆,悬雍垂、扁桃体向中线偏移等,抽吸可有脓液。

4. 辅助检查：血常规检查可见白细胞总数升高,中性粒细胞比例升高。

三、鉴别诊断

本病需与颌下痈、智齿冠周炎等证相鉴别。

四、中医治疗

1. 外邪侵袭,热毒搏结之证,可选用五味消毒饮加减。

2. 热毒困结、化腐成脓之证,可选用仙方活命饮加减。

3. 气阴耗损、余邪未清之证,可选用沙参麦冬汤加减。

五、西医治疗

应用敏感抗生素抗感染,脓肿形成行切开排脓。

六、专科特色疗法

中药(常选用六神丸碾碎醋调)外敷,中药(常选用金银花、板蓝根、蒲公英、鱼腥草等水煎)含漱或中药碧雪散吹喉等。

七、预防与调护

强身健体,顺应四时变化,注意口腔卫生,多饮水,清淡饮食忌辛辣。

急 喉 风
(急性喉梗阻)

中医的急喉风,与西医之急性喉梗阻类似。
是以吸气性呼吸困难为主要特征的急性咽喉部疾病。

一、病因病机

多因热毒、痰浊或风寒痰浊互结咽喉,阻塞气道。

二、诊断依据

1. 病史：多有外伤、咽喉炎症或异物、过敏等病史。

2. 症状：吸气性呼吸困难，可伴吸气期喉鸣、声音嘶哑、言语困难等，及烦躁、出汗、心悸、进食睡眠困难大汗淋漓、身冷神昏等。

3. 体征：吸气时间延长、吸气期喉鸣、三凹征、嘴唇发绀。

三、鉴别诊断

本病应与呼气性呼吸困难、混合性呼吸困难等证相鉴别。

四、中医治疗

1. 邪热外袭，热毒内困之证，可选用清咽利膈汤加减。

2. 热毒熏蒸，痰热壅结之证，可选用清瘟败毒饮加减。

3. 风寒痰浊，凝聚咽喉之证，可选用六味汤加减。

五、西医治疗

急则治标，先行气管切开术以解除呼吸困难；缓则治本,主要是针对原发病治疗。

六、专科特色疗法

中药(可选用金银花、菊花、薄荷、藿香、葱白等)煎汁滤清雾化吸入;或含漱,或中药碧雪散吹喉等。

七、预防与调护

常健身,戒烟酒,忌辛辣肥腻。密切观察,随时抢救。

中医耳鼻咽喉科

附

篇

常见问题及参考答案

$1.$ 耳胀耳闭的主要特征是什么?

答：耳胀耳闭的主要特征为：耳内胀闷堵塞感及听力下降。

$2.$ 耳胀耳闭的诊断要点有哪些?

答：耳胀耳闭的诊断要点有：① 多有感冒病史。② 临床以耳闷塞、耳鸣和听力下降为主要症状。③ 鼓膜可见充血、肿胀,内陷或外突,积液征等。④ 听力呈传导性聋,鼓室图呈"B型"或"C型"。⑤ 鼓膜穿刺可有积液。

$3.$ 根据耳胀耳闭的临床特点,其类似于西医学哪种病?

答：耳胀耳闭类似于西医学的分泌性中耳炎。

$4.$ 咽鼓管吹张始见于哪部中医著作?

答：咽鼓管吹张始见于中医文献《灵枢·刺节真邪》。

5. 脓耳的主要特征是什么?

答：脓耳的主要特征为：鼓膜穿孔、耳内流脓和听力下降。

6. 流脓带臭,听力下降明显,需要补充哪些方面的检查?

答：如流脓带臭,听力下降明显。说明病变较为严重,可能有骨质坏死,需要行听力学检查和影像学检查。

7. 脓耳的诊断要点有哪些?

答：脓耳的诊断要点有：① 多有反复流脓史。② 急发者,多有耳痛、听力下降、耳内流脓伴发热恶寒、头痛等;病久者多为耳内反复流脓或持续性流脓、听力下降。③ 初起鼓膜充血,脓出后鼓膜穿孔。④ 听力呈传导性聋或混合性聋,CT检查可见乳突、鼓窦、鼓室软组织影或骨质破坏影像。

8. 常见的脓耳变证有哪些?

答：脓耳变证是指由脓耳变生的病证,多因脓耳邪毒炽盛,或治疗失当,邪毒久蕴,腐蚀骨质,脓汁流窜,邪毒扩散而变生他证,病情更为复杂、严重,甚至可危及生命。有耳根毒、脓耳口眼㖞斜、黄耳伤寒。

9. 耳眩晕的诊断要点有哪些?

答: 耳眩晕的诊断要点有:① 反复发作性旋转性眩晕,波动性耳聋,伴耳鸣、恶心、呕吐、出汗、心慌、面色苍白。② 前庭性眼震,前庭功能异常,听觉重振现象,甘油试验阳性。③ 鼓膜标清,头颅、颈椎未见异常。

10. 耳眩晕相当于西医的哪些疾病?

答: 耳眩晕相当于西医的梅尼埃病、良性阵发性位置性眩晕等。

11. 常见的耳眩晕中医类型有哪些?

答: 耳眩晕的中医辨证分型有:风邪外袭、痰浊中阻、肝阳上扰、寒水上犯、髓海不足、上气不足六种类型。

12. 鼻窒的诊断要点有哪些?

答: 鼻窒的诊断要点有:① 多有受凉感冒或过度用声史。② 以鼻塞为主,呈交替性或间隙性,严重时鼻塞持续,鼻涕量少不易擤出。③ 检查鼻黏膜肿胀,色淡红或暗红,鼻甲可肿大或肥厚,对1%麻黄素收缩反应敏感或不敏感。

13. 鼻窒相当于西医的哪种疾病?

答：鼻窒相当于西医的慢性鼻炎。

14. 常见的鼻窒类型有哪些?

答：鼻窒在西医有单纯型和肥厚型之分。中医辨证分型有：壅塞鼻窍；肺脾气虚、邪滞鼻窍；邪毒久留、血瘀鼻窍。

15. 鼻鼽的诊断要点有哪些?

答：鼻鼽的诊断要点有：① 病程长，反复发作，症状雷同。② 诱因有过敏原接触，如粉尘、花粉等。③ 临床表现：典型者有发作阵发性清水涕、鼻塞、鼻痒和眼痒、嗅觉减退等。④ 兼证：怕冷、易出汗；或倦怠乏力、纳差便溏；或腰膝酸软、背冷溲清等。⑤ 检查鼻黏膜苍白水肿，或息变，鼻腔内清稀分泌物等。⑥ 变应原皮肤试验和激发试验多呈阳性反应。

16. 鼻鼽与感冒如何鉴别?

答：鼻鼽与感冒可均有鼻塞、喷嚏、流涕等症，鼻鼽是反复频发，病程长，水样涕，多无全身症状，变应原皮肤试验多呈阳性反应；而感冒喷嚏清涕轻,病程短可自愈,常伴有四肢酸痛、周身不适,发热等症,涕多转为黏性或黏脓性,变应原皮肤试验多呈阴性。

17. 鼻鼽类似于西医学哪种病?

答:鼻鼽与西医学变应性鼻炎类似。

18. 鼻鼽的常见并发症有哪些?

答:鼻鼽的常见并发症有:变应性鼻窦炎,分泌性中耳炎,过敏性咽喉炎,支气管哮喘。

19. 鼻鼽临床辨证分哪几型?

答:鼻鼽临床辨证分肺虚感寒、肺脾气虚、肾阳亏虚三型。

20. 鼻渊的诊断要点有哪些?

答:鼻渊的诊断要点有:① 有伤风鼻塞病史,脓涕时多时少。② 诱因有疲劳、受凉、感冒等。③ 临床表现:可有流脓涕、鼻塞、头痛、嗅觉减退等。④ 检查鼻黏膜充血、肿胀,中鼻道、嗅裂或总鼻道可见脓涕。鼻窦区可有压痛。⑤ 鼻窦影像学检查见窦腔模糊、密度增高及浑浊,或可见液平面。

21. 鼻渊的主要临床特征是什么?

答：鼻渊的主要临床特征为：鼻流浊涕，量多不止。

22. 简述鼻窦的分组和开口部位。

答：鼻窦分两组。前组鼻窦有额窦、前组筛窦和上颌窦，开口于中鼻道；后组鼻窦有后组筛窦和蝶窦，前者开口于上鼻道，后者开口于蝶筛隐窝。

23. 鼻渊类似于西医学哪种病?

答：鼻渊类似于西医学慢性化脓性鼻窦炎。

24. 萎缩性鼻炎有何临床特征?

答：萎缩性鼻炎的临床特征为鼻内干燥、黏膜萎缩、鼻腔宽大和大量干痂形成。

25. 慢喉痹的诊断要点有哪些?

答：慢喉痹的诊断要点有：① 咽部不适反复发作。② 症状包括干痒、烧灼感、异物感、微痛、哽哽不利等。③ 检查见咽黏膜充血、肿胀、咽侧索肥厚，咽后壁淋巴滤泡增生等。

26. 咽部异物感还需考虑哪些常见疾病?

答: 咽部异物感还需考虑:反流性食管炎、慢性胃炎、颈椎病、食管癌、慢性扁桃体炎、会厌囊肿、下咽癌等。

27. 乳蛾的主要临床特征是什么?

答: 乳蛾的主要临床特征为:咽痛或异物感不适,喉核红肿,表面或有黄白脓点。

28. 乳蛾相当于西医的哪种疾病?

答: 乳蛾相当于西医的急、慢性扁桃体炎。

29. 急乳蛾的局部并发症有哪些?

答: 急乳蛾的局部并发症有:耳胀、喉痹、喉痈等。

30. 喉瘖的诊断要点有哪些?

答: 喉瘖的诊断要点有:① 多有受凉感冒或过度用声史。② 声音嘶哑轻则发声不扬,重者可完全失音。可伴咽喉不适。③ 检查喉黏膜肿胀,声带淡红、肥厚,边缘有对称性小结或息肉,声带关闭不全有裂隙。

31. 喉瘖相当于西医的哪些疾病?

答：喉瘖相当于西医的急慢性喉炎、声带小结、声带息肉、声带麻痹等。

32. 喉瘖首见于哪部中医古代著作?

答：喉瘖首见于明代《医学纲目·卷之二十七》，谓"喉瘖，乃痨嗽失音之类是也"。

33. 喉关痈诊断要点是什么?

答：喉关痈诊断要点有：① 多有乳蛾发作史。② 乳蛾发病数日后一侧咽痛加剧伴吞咽痛，可放射及耳，张口受限。③ 痛苦表情，患侧软腭红肿隆起，触之可有波动，舌腭弓及悬雍垂偏向健侧，喉核推向后下。④ 抽吸可有脓出。

34. 喉痈相当于西医的哪些疾病?

答：喉痈相当于西医扁桃体周脓肿、急性会厌炎、咽后脓肿、咽旁脓肿等。

35. 常见的喉痈类型有哪些?

答：常见的喉痈类型有喉关痈、会厌痈、里喉痈等。

36. 急喉风的临床表现包括哪些？

答： 急喉风的临床表现包括吸气性呼吸困难、吸气期喉鸣、声音嘶哑、言语困难，吸气时间延长、吸气期喉鸣、三凹征、烦躁、出汗、心悸、进食睡眠困难、嘴唇发绀，大汗淋漓、身冷神昏等。

常用方剂汇总

二　画

二陈汤(《太平惠民和剂局方》)：半夏(汤洗七次)、橘红各五两,白茯苓三两,甘草(炙)一两半。

三　画

小半夏汤(《金匮要略》)：半夏一斤,生姜半斤。

四　画

天麻钩藤饮(《杂病证治新义》)：天麻9克,钩藤(后下)12克,生决明(先煎)18克,山栀9克,黄芩9克,川牛膝12克,杜仲9克,益母草9克,桑寄生9克,夜交藤9克,朱茯神9克。(原书中未注明剂量,现以临床常用量加注)

五味消毒饮(《医宗金鉴》)：金银花三钱,野菊花、蒲公英、紫花地丁、紫背天葵子各一钱二分。

贝母瓜蒌散(《医学心悟》)：贝母二钱,瓜蒌仁一钱五分,胆南星五分,黄芩、橘红、黄连(炒)各一钱,甘草、黑山栀各五分。

升麻解毒汤(《痘疹全书》)升麻、白芷、酒芩、牛蒡子、连翘、蝉蜕、当归、防风、密蒙花、淮木通、甘草、蒺藜、荆芥。

六君子汤(《医学正传》)：陈皮一钱,半夏一钱五分,茯苓一钱,甘草一钱,人参一钱,白术一钱五分。

六味汤*(《喉科指掌》)：荆芥穗三钱,薄荷(要二刀香者妙)三钱,炒僵蚕二钱,桔梗二钱,生粉草二钱,防风二钱。

五　　画

玉屏风散(《医学类聚》)：防风一两,黄芪(蜜炙)、白术各二两。

左归丸(《景岳全书》)大怀熟八两,山药(炒)四两,枸杞四两,山茱萸肉四两,川牛膝(酒洗,蒸熟)三两(精滑者不用),菟丝子(制)四两,鹿胶(敲碎,炒珠)四两,龟胶(切碎,炒珠)四两(无火者不必用)。

右归丸(《景岳全书》)：大怀熟八两,山药(炒)四两,山茱萸(微炒)三两,枸杞(微炒)四两,鹿角胶(炒珠)四两,菟丝子(制)四两,杜仲(姜汤炒)四两,当归三两(便溏勿用),肉桂二两(渐可加至四两),制附子二两(渐可加至五六两)。

龙胆泻肝汤*(《医方集解》)：龙胆草(酒炒)、黄芩

（炒）、栀子（酒炒）、泽泻、木通、车前子、当归（酒洗）、生地黄（酒炒）、柴胡、甘草（生用）。

归脾汤（《正体类要》）：白术、当归、白茯苓、黄芪（炒）、龙眼肉、远志、酸枣仁（炒）各一钱，木香、甘草（炙）各三分，人参一钱。

四物消风饮（《中医耳鼻喉科学》）：生地黄四钱，当归身、赤芍各二钱，荆芥、薄荷、蝉蜕各一钱五分，柴胡、川芎、黄芩各一钱二分，生甘草一钱。

四逆散（《伤寒论》）：甘草（炙）、枳实、柴胡、芍药各等分。

仙方活命饮（《校注妇人良方》）：穿山甲、甘草、防风、没药、赤芍药各一钱，白芷六分，归梢、乳香、贝母、天花粉、角刺各一钱，金银花、陈皮各三钱。

半夏白术天麻汤（《医学心语》）：半夏一钱五分，白术、天麻、陈皮、茯苓各一钱，甘草（炙）五分，生姜二片，大枣三枚，蔓荆子一钱。

半夏厚朴汤*（《金匮要略》）：半夏一升，厚朴三两，茯苓四两，生姜五两，干苏叶二两。

六　　画

托里消毒散（《外科正宗》）：人参、川芎、白芍、黄芪、当归、白术、茯苓、金银花各一钱，白芷、甘草、皂角针、桔梗各五分。

地黄饮(《医宗金鉴》)：生地、熟地、何首乌各三钱,当归二钱,丹皮、黑参、白蒺藜、僵蚕(炒)各一钱五分,红花、甘草(生)各五分。

耳聋左慈丸*(《重订广温热论》)：熟地黄八两,山萸肉、淮山药各四两,丹皮、建泽泻、浙茯苓各三两,煅磁石二两,石菖蒲一两半,北五味五钱。

百合固金汤(《慎斋遗书》)：熟地、生地、归身各三钱,白芍、甘草各一钱,桔梗、玄参各八分,贝母、麦冬、百合各一钱半。

当归芍药汤(《中医耳鼻喉科学》)：当归、白术、赤芍、茯苓、泽泻、黄芩、辛夷花、白菊花、干地龙、甘草、薄荷、川芎。

血府逐瘀汤*(《医林改错》)：当归、生地各三钱,桃仁四钱,红花三钱,枳壳、赤芍各二钱,柴胡一钱,甘草二钱,桔梗一钱半,川芎一钱半,牛膝三钱。

会厌逐瘀汤*(《医林改错》)：桃仁(炒)五钱,红花五钱,甘草三钱,桔梗三钱,生地四钱,当归二钱,玄参一钱,柴胡一钱,枳壳二钱,赤芍二钱。

七 画

苍耳子散*(《良方集腋》)：辛夷仁半两,苍耳子二钱半,香白芷一两,薄荷叶半钱。

杏苏饮(《医宗金鉴》)：苏叶、枳壳、桔梗、葛根、前胡、陈皮、甘草(生)、半夏、杏仁、茯苓、生姜。

杞菊地黄丸(《医级》)：熟地八两，丹皮三两，白菊三两，茯苓三两，萸肉四两，杞子三两，淮药四两，泽泻三两。

辛夷散(《济生方》)：辛夷、细辛、藁本、升麻、川芎、木通、防风、羌活、甘草(炙)、白芷。

沙参麦冬汤(《温病条辨》)：沙参三钱，玉竹二钱，生甘草一钱，冬桑叶一钱五分，麦冬三钱，扁豆一钱五分，花粉一钱五分。

补中益气汤(《内外伤辨惑论》)：黄芪一钱，甘草(炙)五分，人参(去芦)、升麻、柴胡、橘皮、当归身(酒洗)、白术各三分。

补阳还五汤(《医林改错》)：黄芪(生)四两，归尾二钱，赤芍一钱半，地龙(去土)一钱，川芎一钱，桃仁一钱，红花一钱。

八　　画

肾气丸(《金匮要略》)：干地黄八两，薯蓣四两，山茱萸四两，泽泻三两，茯苓三两，牡丹皮三两，桂枝、附子各一两。

知柏地黄丸(《医宗金鉴》为《医方考》之六味地黄丸加黄柏知母方)：熟地黄八两，山茱萸(去核，炙)、山药各四两，泽泻、牡丹皮(去木)、白茯苓各三两，黄柏

（盐炒）、知母（盐炒）各二两。

金匮肾气丸：即肾气丸。

泻心汤（《金匮要略》）：大黄二两，黄连、黄芩各一两。

泽泻汤（《金匮要略》）：泽泻五两，白术二两。

参苓白术散（《太平惠民和剂局方》）：莲子肉（去皮）、薏苡仁、缩砂仁、桔梗（炒令深黄色）各一斤，白扁豆（姜汁浸，去皮，微炒）一斤半，白茯苓、人参（去芦）、甘草（炒）、白术、山药各二斤。

九　　画

牵正散*（《杨氏家藏方》）：白附子、白僵蚕、全蝎（去毒）各等分，并生用。

养阴清肺汤*（《重楼玉钥》）：大生地二钱，麦冬一钱二分，生甘草五分，玄参一钱半，贝母（去心）八分，丹皮八分，薄荷五分，炒白芍八分。

十　　画

真武汤（《伤寒论》）：茯苓、芍药、生姜各三两，白术二两，附子一枚。

桂附八味丸：即肾气丸（金匮肾气丸）。

桃红四物汤（《医门八法》）：川芎三钱，酒芍三钱，熟地三钱，桂心（研）一钱半，附片一钱半，桃仁（去皮尖,研)一钱,红花一钱,当归身七钱。

逍遥散*(《太平惠民和剂局方》):甘草(微炙赤)半两,当归(去苗,锉,微炒)、茯苓(去皮,白者)、芍药(白)、白术、柴胡(去苗)各一两。

凉膈散(《和剂局方》):川大黄、朴消、甘草各二十两,山栀子仁、薄荷叶(去梗)、黄芩各十两,连翘二斤半。

益气聪明汤*(《东垣试效方》):黄芪、甘草各半两,芍药一钱,黄柏(酒制,锉,炒黄)一钱,人参半两,升麻、葛根各三两,蔓荆子一钱半。

消瘰丸(《医学心语》):玄参、牡蛎、贝母各四两。

通气散*(《医林改错》):柴胡一两,香附一两,川芎五钱。

通窍活血汤*(《医林改错》):赤芍一钱,川芎一钱,桃仁(研泥)三钱,红花三钱,老葱(切碎)三根,鲜姜(切碎)三钱,红枣(去核)七个,麝香(绢包)五厘。

桑菊饮(《温病条辨》):杏仁二钱,连翘一钱五分,薄荷八分,桑叶二钱五分,菊花一钱,苦梗二钱,甘草(生)八分,苇根二钱。

十 一 画

排气饮(《景岳全书》):陈皮一钱五分,木香七分(或一钱),藿香一钱五分,香附二钱,枳壳一钱五分,泽泻二钱,乌药二钱,厚朴一钱。

黄芩汤(《医宗金鉴》):黄芩、栀子、桑白皮、连翘、荆芥、薄荷、赤芍、甘草、麦冬。

黄连解毒汤(方出《肘后方》卷二,名见《外台秘要》卷一):黄连三两,黄柏、黄芩各二两,栀子十四枚。

萆薢胜湿汤(《疡科心得集》):萆薢、薏仁、黄柏、赤苓、丹皮、泽泻、滑石、通草。

银花解毒汤(《疡科心得集》):金银花、地丁、犀角、赤苓、连翘、丹皮、川连、夏枯草。

银翘散(《温病条辨》):连翘一两,银花一两,苦桔梗六钱,薄荷六钱,竹叶四钱,生甘草五钱,芥穗四钱,淡豆豉五钱,牛蒡子六钱。

麻黄附子细辛汤(《伤寒论》):麻黄二两,细辛二两,附子一枚。

清气化痰丸(《医方考》):陈皮、杏仁、枳实、黄芩、瓜蒌仁、茯苓各一两,胆南星、半夏(制)各一两半。

清风散(《古今医鉴》):防风五分,荆芥三分,羌活五分,独活五分,连翘五分,当归五分,赤芍一钱,生地五分,苍术一钱,陈皮一钱,半夏一钱,白茯苓一钱,乌药七分,槟榔五分,木瓜六分,牛膝七分,木香三分,黄连五分,玄参七分,鼠黏子五分,萆薢二钱,金银花六分,升麻一钱,白蒺藜八分,防己五分。

清咽利膈汤*(《外科理例》):金银花、防风、荆芥、薄荷、桔梗、黄芩、黄连各一钱半,山栀、连翘各一钱,玄参、大黄(煨)、朴硝、牛蒡子、甘草各七分。

清瘟败毒饮(《疫疹一得》):生石膏大剂六两至八两、中剂二两至四两、小剂八钱至一两二钱,小生地大剂六钱至一两、中剂三钱至五钱、小剂二钱至四钱,乌犀角大剂六钱至八钱、中剂三钱至四钱、小剂二钱至四钱,川黄连大剂四至六钱、中剂二至四钱、小剂一钱至一钱半,生栀子、桔梗、黄芩、知母、赤芍、玄参、连翘、竹叶、甘草、丹皮各适量。

清燥救肺汤*(《医门法律》):桑叶(去枝梗)三钱,石膏(煅)二钱五分,甘草一钱,人参七分,胡麻仁(炒、研)一钱,真阿胶八分,麦门冬(去心)一钱二分,杏仁(泡去皮尖,炒黄)七分,枇杷叶一片(刷去毛,蜜涂炙黄)。

十 二 画

越鞠丸(《丹溪心法》):苍术、香附、川芎、神曲、栀子。

温肺止流丹*(《辨证录》):诃子一钱,甘草一钱,桔梗三钱,石首鱼脑骨(煅存性,为末)五钱,荆芥五分,细辛五分,人参五分。

温肺汤(《证治准绳》):升麻、黄芪、丁香、葛根、羌活、防风、麻黄、葱白、甘草。

犀角地黄汤(《直指方》)：生地四两，犀角、牡丹皮、芍药各半两。

疏风清热汤*(《中医喉科学讲义》)：荆芥 10 克，防风 10 克，牛蒡子 12 克，桔梗 12 克，玄参 15 克，黄芩 15 克，天花粉 15 克，金银花 12 克，连翘 12 克，桑白皮 12 克，浙贝母 12 克，生甘草 6 克。

十 四 画

蔓荆子散*(《仁斋直指方论》)：川升麻、木通、赤芍药、桑白皮(炒)、麦门冬(去心)、生地黄、前胡、甘菊、赤茯苓、蔓荆子、甘草(炙)各等分。

主要参考书目

1. 阮岩.中医耳鼻咽喉科学[M].北京:人民卫生出版社,2012.
2. 孔维佳.耳鼻咽喉头颈外科学[M].第2版.北京:人民卫生出版社,2010.